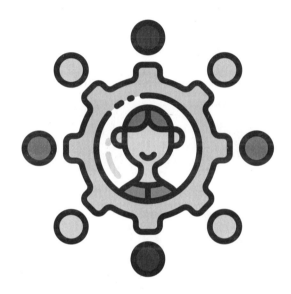

U0323713

新型冠状病毒肺炎疫情后
中小学心理成长课

—— 教师版 ——

刘正奎 主编

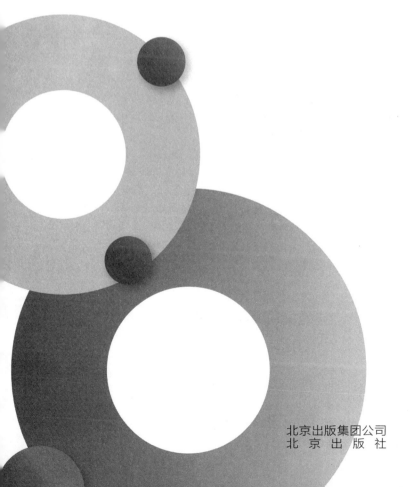

北京出版集团公司
北京出版社

图书在版编目（CIP）数据

新型冠状病毒肺炎疫情后中小学心理成长课：教师版／刘正奎主编. — 北京 ：北京出版社，2020.2
ISBN 978-7-200-15463-4

Ⅰ.①新… Ⅱ.①刘… Ⅲ.①日冕形病毒 — 病毒病 — 肺炎 — 心理疏导 — 普及读物 Ⅳ.① R395.6-49

中国版本图书馆CIP数据核字（2020）第033443号

新型冠状病毒肺炎疫情后
中小学心理成长课　教师版
XINXING GUANZHUANG-BINGDU FEIYAN YIQING HOU
ZHONG-XIAOXUE XINLI CHENGZHANG KE JIAOSHI BAN
刘正奎　主编

*
北 京 出 版 集 团 公 司
北 京 出 版 社　出版
（北京北三环中路6号）
邮政编码：100120

网　　址：ｗｗｗ.ｂｐｈ.ｃｏｍ.ｃｎ

北 京 出 版 集 团 公 司 总 发 行
新 华 书 店 经 销
三河市嘉科万达彩色印刷有限公司印刷
*
185毫米×260毫米　16开本　8.25印张　90千字
2020年2月第1版　2020年2月第1次印刷

ISBN 978-7-200-15463-4
定价：26.00元
如有印装质量问题，由本社负责调换
质量监督电话：010-58572393

编委会

主编 ···

刘正奎 中国科学院心理研究所研究员、教授、博士生导师，全国心理援助联盟副主席，国务院妇儿工委办公室儿童工作智库专家成员，中国心理学会副秘书长，中国心理学会心理危机干预工作委员会主任委员，中国心理学会发展心理专业委员会委员，等等。研究领域为心理创伤研究与心理援助。在国内外核心期刊发表论文80多篇，主编出版图书9本，获取专利及软件著作权4项，主持了国家科技支撑计划、国家软科学重点项目和国家自然基金委专项等20多个项目。2016年入选中国科学院特聘骨干研究员计划。

编委会成员 ···

张 侃 中国科学院心理研究所研究员、博士生导师，发展中国家科学院院士，国际心理科学联合会原副主席。

方晓义 北京师范大学心理学院教授、博士生导师，中国心理学会发展心理学专业委员会主任委员，教育部中小学心理健康教育专家指导委员会委员兼副秘书长。

苏彦捷 北京大学心理与认知科学学院教授、博士生导师，中国心理学会副理事长，教育部高等学校心理学教学指导委员会秘书长。

樊富珉 清华大学心理学系教授、博士生导师，中国心理卫生协会团体心理辅导与治疗专业委员会主任委员。

江光荣 华中师范大学心理学院教授、博士生导师，中国心理学会临床与咨询心理学专业委员会主任委员，教育部普通高等学校学生心理健康教育专家指导委员会委员。

前　言

2020年春节，新冠肺炎疫情突然来袭，生活剧变，全民战"疫"。疫情不仅威胁着人们的身体健康，也影响了人们的心理健康。受疫情影响的人会普遍产生心理应激反应，以及不同程度的情绪问题，如恐惧、焦虑、担心等。第一，疫情直接威胁着生命，让人恐惧。这次疫情是新型冠状病毒引起的，人们对它知之甚少，而且它的传染性强，目前没有特效治疗药物，难免令人不由自主地紧张和恐惧。第二，疫情消息的扩散也会让人恐慌。各地确诊病例、疑似病例、各种隔离观察等，会刺激我们对可怕后果的想象，从而引起莫名的恐慌、焦虑和不安，担心自己会被传染。第三，疫情中的社会隔离也会让人无所适从。居家防疫是阻断病毒传播的有效方式，但是这也带来了日常生活上的不便，人们原有的日常生活与学习的节律被打破，会让人感到憋得慌、坐立不安、烦心、孤独等。

正在成长中的中小学生也同样会受到疫情影响，在生理、情绪、认知、行为上可能会表现出不同的应激反应。一般来说，这不是严重的心理困扰或心理障碍，而是一种非正常状况下出现的正常反应。这些反应一般是暂时的，随着时间的流逝，通过适当的自我心理调适，大部分学生会恢复到正常的状况。在此特别强调的是，在这次重大疫情中，几乎每一个学生都经历了一些强烈的体验，而这些体验也会引发他们对于自我、对于生命、对于国家、对于世界的一些思考。这些思考会对学生未来的生活与学习带来积极的心理意义。例如，疫情会让他们意识到"健康原来那么重要""有个强大的国家真好"等。

疫情解除后，学生们会回到校园，但是疫情带来的心理影响并未随之结束，一些学生因生活和学习的压力的影响，继续表现出疫情期不良的心理应激反应；一些带有原生家庭或个人成长困扰的学生，可能会发展出各种心理疾患，例如，创伤后应激障碍、抑郁症等。另外，从居家的社会隔离生活回到紧张而有序的学校学习，学生们会面临心理上的普遍不适。因此，疫情解除后，学校需要积极采取措施，开展返校后的心理辅导，帮助学生顺利回归校园，并通过积极正向的心理建构，帮助学生获得内心的成长。

　　本书聚焦于受疫情影响的中小学生，旨在帮助复课学生应对和处理自己的应激反应、调整状态、回归正常学习生活，并提升心理弹性、培养积极的社会生活观念和人生态度。在编写上，本书突出如下特点：

　　1. 理论选择的适宜性。本书采用了儿童系统发展观和积极心理学理论视角，在主题活动课程结构中吸纳了认知行为和人际关系咨询方法。强调疫情后家庭成员、学校师生等社会网络支持的作用。突出学生内在的学习、成长和改变的能力，以及学生在面对疫情、抵御疫情、战胜疫情中所激发出的抗逆力。在内容上设置6个具有内在逻辑关系的主题，包括重建安全感、促进社会支持、表达经历、提升效能感、生命教育、构建希望。

　　2. 课程设计的实操性。采用互动体验式活动来达成主题目标。活动紧紧围绕学生的参与性、体验性和操作性逐步展开。通过形式多样、生动有趣的活动帮助学生调节心理状态、提升心理能力。

　　3. 对象使用的适龄性。在针对受疫情影响的学生的共同心理困扰或问题的前提下，基于对儿童心理发展的充分理解，适度考虑了不同阶段儿童身心发展特点，将课程分为小学低年级、小学高年级、初中3个版本。课程设计适合不同的年龄阶段，课程里设计的活动互动性、实操性强，可以延伸到课外。每个年龄段的课程根据各个单元的主题分别设置与本年龄段学生发展水平相适应的活动，以期达到较好的教学效果。学生用书为学生在学习本课程时课堂内外均可使用的练习册。

　　4. 疫情经历的教育性。以学生们亲历的疫情为基本事实，强调疫情经历所引发的积极思考，有效地将突发公共卫生事件转化为心理教育和生命教育的契机。帮助中小学生通过危机应对，学习自我调节、有效沟通、相互支持等知识和技能；提升个人的心理弹性和心理健康素养；建立感恩他人、敬畏生命、爱国爱家等的观念；培养理性平和、积极向上、亲善友爱的人生价值观。

　　本书是中科院心理所心理援助团队多年研究与实践的成果。在2008年汶川"5·12"大地震发生后1个月，灾区的学校陆续复课，但老师们很快发现，回到学校的学生依然惊魂未定、坐立不安，情绪时有失控，无法专注听课，等等，针对这种情况，团队尝试设计开设了"灾后第一课"课程，课程很快得到广大师生的普遍认可，并取得了良好的效果。随后，在历次重大灾难后，"灾后第一课"课程在灾后学生复课的心理辅导中发挥了重要作用，也成为重大突发事件后心理援助的一项必要的工作。经多个灾区的使用发现，课程能够对于灾后儿童的心理康复和生活的重建有良好的效果。这表现在孩子们知识技能的增长、学习兴趣的激发、创造力和审美能力的提高等。他们学会了表达和调节情绪，对自我有了新的认识和接纳，能够更加积极地建立良好的人际关系，对自己更有自信，对生命意义更有体会。本次出版的这套图书，主要面向此次疫情，对前期的"灾后第一课"课程做了大幅度的修改和升级，最终形成了《新型冠状病毒肺炎疫情后中小学心理成长课》教师用书和《我的战"疫"心灵成长记》不同年龄段的学生用书，供不同地区学校和不同年级的老师更好地使用。

在此需要说明的是，本课程广泛适用于经历了疫情的大部分学生，但是对有亲人离世、特殊家庭创伤或患有精神障碍的学生，务必要在专业人士的引导下开展个体或团体专业治疗，或转介到专业心理和精神障碍治疗机构。我们也要提前了解班级学生的情况，以评估是否适合全程参与活动。

本次疫情虽然影响全国，但每个地区影响的程度是不同的，各地的学校环境和文化也不尽相同。我们提供的主题和活动课例，需酌情根据疫情影响的等级及学校师生受到事件影响的程度等情况酌情开展，老师也可以选择性采用其中部分主题或活动课例，或者根据本书框架自行设计活动来开展教学。

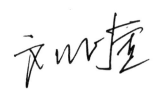

目　录

第1章

儿童对新冠肺炎疫情的反应

一、新冠肺炎疫情对心理影响的特点

1. 应激与应激理论

应激是指人在生活适应过程中，由实际上的，或认识上的，或难以应对的内外环境所引起的一种倾向于通过多式多样的生理和心理反应而表现出来的身心紧张状态。短暂的应激反应有利于人们集中全身的力量和注意力完成当下的任务。例如，在"5·14"川航航班备降成都事件中，机组人员在高度应激状态下，奇迹般地在零下40多摄氏度飞行40多分钟并安全降落。但长期的应激反应则会给人造成精神困扰，影响身心健康。在重大突发事件后，人们易出现的典型的应激反应为创伤后应激反应。创伤后应激反应长期得不到缓解，有可能持续发展为心理障碍，被称为创伤后应激障碍（posttraumatic stress disorder, PTSD），即个体经历或目睹1个（或多个）涉及自身或他人的实际死亡，或受到死亡的威胁，或严重的受伤，或躯体完整性受到威胁后，所导致的个体延迟出现和持续存在的精神障碍。

应激的主要来源有3个：心理社会因素、生物生态因素和个性。引起应激的心理社会因素包括4个突出的心理过程：第一，需要适应变化的环境；第二，由于无力达到渴望的目标或无力完成渴望的行为而产生的挫折感；第三，超负荷、过分的刺激或要求；第四，刺激不够，表现为无聊或孤独感。应激的生物生态因素产生于外部的环境，它所产生的应激反应是生理反应，很少取决于个体的特性。生物规律（生物钟）、营养习惯、噪声污染等都是引起应激的生物生态因素的例子。过多的噪声、对生物规律的破坏及某些饮食习惯（如喝咖啡、吸烟）都会降低对应激的应对能力。某些个性特征也是使应激产生不良后果的原因，如低自尊、恐惧感，某些特定的行为方式，如A型行为特征、习得性无助感，或者认为自己能力较差，都会产生应对的困难。

应激的认知评价理论（代表人物有塞里、拉扎勒斯、伍尔福克和理查德生）认为，应激反应不是环境因素的直接结果；引起应激反应的事件或应激源多种多样，但不同个体对它们的认知评价有所不同；对同样的事件，不同的人会产生不同的认知评价，因此便会有不同强度和类型的应激反应。塞里在一次演讲中曾经对经常陷于高度精神压力下的公司经理们说过，"问题不在于发生了什么，而在于你如何看待它"。应激反应是个体对情境或事件认知评价的结果，人们感受和评价事物的方式、赋予应激源的意义，决定着应激反应的发生与否和程度。例如，同样的手术，对于有多次手术经历的病人来说，可能对即将发生的麻醉、疼痛有一定的预期，但对未曾经历过手术的人来说，则可能意味着灾难，从而可能感到极为紧张和恐惧，体验到很强烈的心理应激。身体某一部位疼痛不适，对情绪乐观、自觉身体健康的人来说，可能会积极求医，积极想办法改善，但对于具有高焦虑特征的人来说，可能认为是严重疾病的征兆，觉得是大难临头，要求医师详细检查和治疗。可见，个体的主观认知直接影响应激反应的程度。因此，在心理工作中，需要努力帮助个体调整认知。

后来，拉扎勒斯认为，应激是"当下情境超出人的应变能力，或当下情境主观感到无法应对"时体验到的。在应激条件下，机体以整合的方式对应激源(能够引起应激反应的刺激物)做出反应；这些反应，既有生理性质的，也有心理性质的。有着较为丰富应对方式的个体，更不容易产生应激反应。应对方式少的个体，更容易产生应激反应。同样一个突发事件，应对方式少的个体就是风险较高的个体，如儿童、病患。此外，需要注意的是，是否能有效应对突发事件，也靠主观评价，当主观感到无法应对时也会体验到高应激，因此，帮助个体加强应对技能的同时，仍然需要个体主观认知的调整。

由亚历山大等人提出的应激的心身模型认为人作为一个整体系统，个体的生理会受到心理或情绪因素的严重影响。由情绪刺激引起的生理反应或伴随着情绪活动的生理变化，在某些情况下也可以造成躯体性疾病。亚历山大等通过大量回顾性调查发现，某些情绪因素与疾病相关联。因此，该理论认为，在应激反应中心理反应先于生理反应，生理反应是由心理反应引起的；情绪状态的急剧变化导致了身体的生理变化，接着又可造成内脏器官的功能障碍和器质性损害，即长期的情绪压抑可能会导致各种身体上的疾病。应激的心身模型从心理生理学的角度看待应激现象，强调人的心理和生理功能活动是相互联系、相互影响的。这提示我们不能忽视一般情绪困扰，需及时采取恰当的方式表达或宣泄情绪。由于儿童认知能力和应对能力不足，可能不知道如何表达情绪，有时甚至用影响他人的方式来表达情绪，那么，这个时候，教师和家长就需要对儿童进行耐心的引导了，帮助他恰当地表达情绪。

应激理论有助于我们了解应激产生的方式和条件，提示家长和教师了解儿童情绪或行为背后的原因，要考虑到儿童的心身特点、环境因素等。应激理论也提示我们在应激情境下如何帮助自己和他人缓解应激反应。

2. 重大应激对个体心理的影响

突发事件的共性是引发人们的心理应激反应，不同的事件具体对人们的影响各有特点。在当下我国暴发新冠肺炎疫情背景下，防控疫情给人们的心理造成了什么影响？

首先，新型冠状病毒给人们的生命造成直接的威胁，给人们心理上带来了恐惧感。人们往往对未知的、实际或认为难以应对的事件产生焦虑情绪。从宏观层面讲，新型冠状病毒对人们来说是未知的，不知道从哪里来，不知道如何预防。从微观层面讲，尽管医生、专家给了各种防护建议、措施，但由于病毒的特点，人们仍然无法"看见"病毒是否被隔离了，是否被消除。开窗通风是否会有病毒吹进来？下楼丢垃圾，是否有病毒沾到手上？而且该病毒的潜伏性很强，人们甚至不知道自己是否已经感染了这种病毒。如果自己感染了却没有症状又传染给自己的亲人怎么办？此外，每一天不断新增的确诊病例和死亡病例，不断查询病例的生活轨迹，担心与病毒接触过。总之，未知的、看不见的这种病毒使人们生活在恐惧中。

其次，为防控病毒，居民不得不做严格的隔离。这种隔离的生活大大缩小了人们的活动空间，生活在农村的人们可以在院子里晒晒太阳、种种菜、养养鸡。而在城市生活的人们，只能蜗居在几十平方米的房间里，这种局促、孤寂煎熬的感觉会更加浓烈，难以排解。隔离的生活也隔断了人们之间的连接，间接地破坏了人们原有的社会支持系统。人是社会动物，适度的人际交流活动是保证人们身心健康的重要条件。隔离的生活自然隔断了日常生活中大部分的人际交往活动。

再次，长期的隔离生活，打破了人们以往的生活规律。人们的日常生活作息被打破，大部分人由于无所事事，每天只有吃和睡两件事儿，而感到烦躁；相反，一线工作人员，却因为疫情袭来不得不取消休假，连续多日上班。家庭的生活规律受到影响，春节短期的家庭聚会原本是愉悦的、令人无比珍惜的时光。由于防控疫情，外出工作人员、学龄期儿童都隔离在家，不得不延长和长辈居住在一起的时间。由于每个人生活习惯、育儿观念等不一致，家庭成员之间可能需要消耗更多精力相互适应。亲子关系、婆媳关系之间的矛盾也可能随着一起居住的时间延长日益显现。此外，学生不能正常上课，大部分地区采取网课模式，尽管解决了学生上学的问题，但也增加了家长的投入时间，给一些有实际困难的家庭带来了一定的困扰。

此外，疫情给许多人带来了丧失感。亲人因疫情离世，不仅会增加个体对病毒的恐惧，还给个体带来强烈的丧失感、缺失感，使个体感到悲痛。亲人的确诊或疑似隔离，同样会给个体带来恐惧和丧失感，使个体感到对当前的状况失去了控制，并陷入痛苦。若儿童的家长离世或被隔离，儿童会产生更严重的心理应激反应。他们会觉得无法继续生活，不知道未来会怎么办。

总之，本次疫情暴发，给全国人民的生活造成了一定的影响。疫情离儿童也并不遥远，他们也会因为身边的变化感觉到不知所措，产生对未知的迷茫。

二、新冠肺炎疫情的儿童应激反应

在突发公共卫生事件面前，儿童会有怎样的反应？为什么儿童与成年人反应不同？本次新冠肺炎疫情下，儿童会有怎样的反应？儿童的应激反应有什么样的特点？接下来将对这几个问题进行详细阐述：

1. 儿童的易感性

相关领域研究者认为，儿童很有韧性，如果儿童有一个支持系统，这个支持系统就可以缓冲灾难的直接影响，并提供一个安全的恢复环境(Sprague et al., 2014)，那么，他们很容易从负面经历中恢复过来。但这是一个理想的"如果"。在灾难中，还有另一种"如果"，如果没有一个强有力的家庭系统来保护儿童，或者这个系统虽然存在但已经被破坏，他们就会在许多方面表现得特别脆弱。

首先，儿童可能无法察觉到危险，也无法逃离危险，因此他们更容易受到伤害或形成创伤。当我们讨论成年人对威胁自动产生的"战斗"反应时，幼儿由于没有采取自我保护的知识、力量和能力，因此，他们常常会受到惊吓，有时会躲藏起来，而不是试图逃离危险(Leach, 2004)。

儿童未发育的身体与成人相比更容易经受诸如有毒暴露或烟雾吸入等危险，在传染病或其他生物灾害的威胁下，儿童患病后治疗的药物剂量反而更加不明确，儿童的身体和社会情感安全也取决于监护人，因此，如果监护人在身体或心理上无法照顾他们，他们将面临巨大的风险。即使年龄还太小，无法从认知层面理解情况，他们对照顾者的情绪也有高度的感知和直觉，能对照顾者的压力做出反应。一项针对母亲和33个月大的幼儿的研究表明："9·11"袭击事件之后诞生的儿童表现出更多的焦虑。与袭击前诞生的儿童相比，他们的健康状况更差，接受度更低，哭得更多，睡得更少。而在这个事件当中，年龄较大的儿童和青少年则表现出一系列的负面反应，包括睡眠障碍、过度兴奋、侵入性思维和注意力不集中。很明显，幼儿对事件的反应不是对事件本身的反应，而是对母亲压力变化的反应。这强调了照顾所有年龄段的儿童的必要性，提醒父母在孩子周围时要关注自己的反应。从积极的角度看，监护人可以作为有效应对的榜样，还可以为儿童提供具体的应对策略来减少他们的痛苦。

另外，儿童没有应对突发事件的生活经验。成年人可能能够将灾难视为众多生命事件中的一个，并将事件后的环境破坏视为暂时性的，但儿童没有这种时间感和洞察力，他们可能会觉得目前的混乱是永久的。他们往往也对灾后的生活没有控制权，缺乏掌控感，对自己将在哪里生活和上学没有发言权，也没有能力解决监护人的痛苦或由此引发的功能性问题，因此，他们的无助感又会进一步加重他们的创伤反应。值得注意的是，灾难对儿童和青少年的影响并不局限于短期的痛苦：持续的应激反应会扰乱儿童正常的发展，从而导致长期的社会情感障碍，这是与成人相比的另一个主要区别。随着时间的推移，成人会逐渐恢复他们的基本功能，对于儿童和青少年来说，任何与创伤有关的心理成长过程的中断，都会导致他们正常发育的延迟或倒退。由于社会期待和身体机能的持续增长，在发展过程中儿童和青少年会获得新的技能和力量，包括身体状况、知识技能、社交技能、情感发展、独立性及其他所有正常的成长任务，因此他们的技能不应该一直保持在同一水平。

即使假设一个儿童在相当长的一段时间后能回到灾难前状态，对成人来说这称为恢复，如果这种向上的发展轨迹偏离了轨道，实际上意味着受创伤的年轻人将落后于那些正常发展的同龄人。这就是为什么对儿童进行早期干预是必要的，因为我们不仅要解决他们目前的痛苦，还要防止创伤造成持久的后果。特别是如果发展成为创伤后应激障碍，这样的后果可能是非常严重的。根据创伤后应激障碍中心的研究结果，儿童期创伤后应激障碍会导致认知延迟并对注意力、社交技能、个性、自我概念、自尊和冲动控制造成影响。18岁之前被诊断为创伤后应激障碍的年轻人，患有抑郁、焦虑、酒精和药物滥用等其他心理障碍的风险会显著增加。

2. 不同年龄段儿童的应激反应

上述提供了相比成年人，儿童具有易感性的证据。儿童不仅区别于成年人，由于儿童发展较快，不同年龄层次的儿童心理发展程度不同，因此不同年龄层次的儿童面临突发事件时的应激反应也不同。

表1-1中，按年龄分组列举了创伤应激反应，供参考。由于语言表达和理解能力欠缺，学龄前儿童更多地表现出行为问题，青少年的表达会更多，小学生介于二者之间。应激反应过度的儿童往往会退步，表现得比他们的年龄小，失去发展成就，他们可能会缺乏自信或黏人，并且拒绝与父母分离；他们会有一些"行动"，幼儿表现出发脾气、踢、咬，青春期少年可能会表现为叛逆和冒险；他们的睡眠不好，可能无法入睡，做噩梦或者被惊醒。年龄界限与应激反应也不是完全

对应的，低年级儿童也可能表现出学龄前儿童的应激反应特点。因此，作为家长和教师需要多观察，谨慎对待，必要时寻求专业人士帮助。

表1-1　不同年龄段儿童的应激反应

学龄前儿童	小学生	中学生和青少年
感到无助和不确定	担心自己或他人的安全	感到抑郁和孤独
害怕与父母/照顾者分开	变得焦虑和害怕	详细讨论创伤事件（疫情）
哭泣/尖叫	对老师或家长过度依赖	饮食失调和自残
吃得较少/体重下降	感到内疚或羞愧	使用或滥用酒精和毒品
尿床	一遍又一遍告诉其他人关于创伤的事（疫情的负面事件）	发展"性行为"，指出现性行为或性行为增多
恢复到婴儿时期的交流方式	受一点小伤就会很害怕	感觉自己像是疯了一样
产生新的恐惧	很难集中精力	觉得自己和其他人不一样
做噩梦	麻木	觉得有太多的风险
通过玩耍重建创伤经历	担心这件事会在睡觉的情况下发生	有睡眠障碍
不会发展到下一个成长阶段（心理发展停滞）	失眠	不想去那些让他们想起这件事的地方
行为有变化	学校的表现发生变化	他们说对这件事没有感觉
问一些关于死亡的问题	很容易被惊吓	行为发生变化

这些反应是常见的，通常也是暂时的，但对父母和孩子来说都是令人不安的。这些具有挑战性的行为不仅让父母担心孩子的健康，也给已经有压力的监护人带来了额外的压力。因此，需要帮助父母和孩子知道这些反应是在非正常的时期下的正常反应。让父母相信这些行为通常是短暂的，这可能有助于他们包容孩子的这些行为，鼓励他们多一些耐心，特别注意并期待孩子们某种程度的暂时性退步。

3. 儿童应激反应的危险因素

同样面临突发事件时，所有的儿童都应该被视为易受伤的，有些儿童甚至面临着高风险的消极影响。以下列举了几类儿童可能有更高的风险出现严重的应激反应：

3.1 受灾难影响严重的儿童

例如在本次疫情中自己、家人、亲近的人被感染。这会对儿童造成全面的影响，不仅影响儿童自己，也影响父母。受影响的父母，反过来又会影响到儿童。

再如在本次疫情中居住在疫情严重的地区。同样封闭在家中，住在疫情严重地区的儿童，更多地暴露在负面信息中（经常听到附近的人被感染或去世），或看到社区里医务人员带走病人，种种场景都会对儿童造成较大的压力。

3.2 与父母分离的儿童

例如父母是医生，父母被隔离或感染去世，因疫情暴发被分隔两地等。父母或主要照顾者是儿童安全感的来源，失去他们，儿童的世界近乎于解体，更难以在混乱中恢复。暂时的分离，也会给儿童带来强烈的恐惧和担忧，担心他们被感染而去世，担心自己被感染而见不到他们。

3.3 父母有严重应激反应的儿童

情绪稳定的父母，可以给儿童足够的支持，纠正儿童可能对灾难的错误归因，帮助他正确理解灾难。父母在灾难中尽力保护儿童的程度，以及监护人目前的应对疫情的情况，都会影响儿童的应激反应。若父母本身受灾难影响产生严重的应激反应，就很难帮助儿童，甚至给儿童带来负面影响。

3.4 身处因灾难引起家庭冲突中的儿童

防控疫情关键阶段，复工延迟，家庭经济会受到影响，对于一些家庭来说，会给家中的成年人造成极大的压力。这些压力会在家人日常互动中浮现出来，可能会爆发严重的家庭冲突。即便儿童较少受疫情的影响，也可能会因为家中成年人之间的冲突而受伤害。

3.5 过去具有其他心理疾病史的儿童

例如一个原本就有情绪障碍、注意力缺陷或其他行为问题的儿童，在应激状态下，可能原本的问题会变得更加严重。一项纵向研究发现，在3岁时，情绪倾向于负性情绪，特别是悲伤或焦虑的儿童，在10岁经历了飓风"桑迪"之后表现出更高水平的抑郁和焦虑症状。这表明儿童以往的经历或性格对判断他面临灾难会产生什么样的症状是有一定意义的。

为了明确儿童的应激反应是如何随时间变化的，4年以来，每年飓风"卡特里娜"发生后，从年龄在3~5岁的914名儿童的家庭中收集数据。他们发现：

儿童创伤后的症状通常随时间的推移而减少，最初表现出较高痛苦程度的儿童反而更快恢复，这与各年龄阶段幸存者创伤后的典型康复模式一致。

与压力源较少的儿童相比，直接接触灾难、与监护人关系破裂、非人物品损失(宠物、玩具、家庭或学校)较多的儿童通常有更糟糕的表现，如果监护人被报告在飓风前后经历过创伤，那么相应地，家庭中的儿童的痛苦程度也更高，这再次显示出儿童对监护人的精神状态是多么敏感。虽然这些发现都不令人惊讶，但它们确实强调了解决儿童痛苦问题的必要性，而不是假设儿童有韧性，会自动恢复。这也为我们经常开展突发公共卫生事件中的心理教育提供了部分证据：监护人需要注意管理自己的压力，以减少对儿童的负面影响。

为什么要找出具有"高风险"的儿童？

● 许多儿童症状严重，却不易被察觉。比如，有些儿童安静、顺从，即便他们睡不好，对灾难充满了不正确的归因（自己的原因），他们也不会在他人面前主动表现出焦虑或悲伤，他们甚至在团体活动中仍然可以表现得比较好。

● 许多儿童的严重症状会在一个月甚至好几个月之后才逐渐出现。这类儿童很容易被忽略，他们对事件反应慢，早期处于"麻木"状态。而且由于症状出现晚，成年人不容易将症状与事件联系在一起，这样也就忽视了对儿童的帮助。

● 在突发事件之前就存在的类似症状，也容易被忽略。这类儿童由于之前就有一些行为问题，因此不被重视。

● 严重症状的儿童如果未经治疗，可能会对儿童造成负面影响。许多追踪研究表明，灾难发生数年后，儿童的创伤后应激障碍的检出率仍不低。

● 心理援助的资源有限，很难对每一个儿童进行筛查。把有限的资源用在"高风险"儿童身上是最有效的工作。

三、新冠肺炎疫情的儿童应激反应阶段

目前,中华人民共和国国家卫生健康委员会建议心理工作者根据人群特点展开心理援助,并将人群分为:普通公众、居家隔离人员、疑似患者、确诊患者、一线工作人员。从短期来看,将人群这么分类,便捷有效,针对不同群体可能出现的心理问题开展工作。当下儿童心理工作,也可以参考上述人群分类工作,自己或家人有被确诊或隔离的儿童、家长在一线工作的儿童、居家隔离的儿童、远离疫区的儿童(如西藏、新疆等地,人口稀少,疫情较轻)。从长期来看,经历疫情的儿童的创伤后应激反应随时间的推移呈现出不同的变化模式或类型,各类型的比例如下图所示:

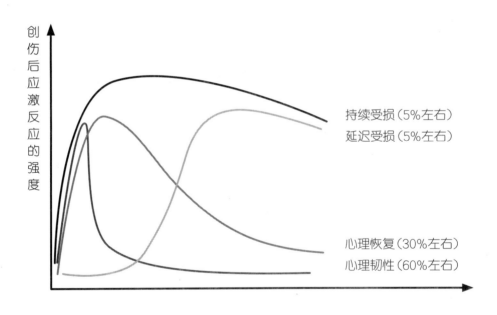

心理韧性的儿童(占60%左右),即受到疫情影响产生短暂的应激之后,很快恢复到疫情前的心理健康水平。

心理恢复的儿童(占30%左右),即受疫情影响产生强烈的应激反应,在较长一段时间内逐渐恢复到原有的心理健康水平。

持续受损的儿童(占5%左右),即受疫情影响,身心严重受损,长期持续,难以恢复。

延迟受损的儿童（占5%左右），即在疫情当下没有明显的应激反应，但一段时间后逐渐表现出情绪困扰或行为问题，若得不到及时帮助，将难以恢复。

经过上面的总结，我们可以知道在不干预的情况下，在疫情结束后，随着时间的延续，约90%儿童的心理健康水平能够恢复到疫情前的水平。另外10%左右的儿童则需要及时干预，才能恢复原有的心理健康水平。但我们也不能下结论说，90%可自愈的儿童就不需要干预，及时的干预也可以促进他们更快地恢复。只是说，在资源紧张的情况下，对所有儿童进行一般的心理个体干预，对可能发展长期严重的创伤后应激反应的儿童进行个案个体干预。其中，疑似患者、确诊患者和一线工作人员的孩子，以及曾确诊和疑似被隔离的儿童，他们更有可能发展长期严重的创伤后应激反应，难以自愈。提前知道哪些儿童会发展长期或延迟的创伤后应激障碍，无疑是非常重要的。实际上，关于儿童创伤后应激反应随时间变化的特点往往是从长期追踪数据中统计而来。因此，需要家长和教师耐心地关注，尽可能早发现早干预。

从整体来看，儿童的创伤后应激反应经历类似时程，主要包括5个阶段，分别是应激阶段、逐步稳定阶段、快速恢复阶段、缓慢复原阶段和新生活阶段。在不同的阶段儿童的需求不同，包括物质需求、精神需求。物质条件、人际关系和生活环境会极大影响儿童的心理健康。以下将根据儿童创伤后应激反应的不同阶段提供一定的建议：

1. 应激阶段

第一阶段在1~2周内，为应激阶段。疫情防控早期，儿童的生活环境突然改变，儿童的诸多需求得不到满足。例如，儿童对新环境好奇，喜欢玩耍的需求被阻断；社会连接被减少，儿童不得与小伙伴见面；物质条件降低，可能无法吃到想吃的零食，无法玩到新奇的玩具。这些突然的变化，都会引起儿童的应激反应，例如，易激惹、大哭、烦躁、不易入睡等。学龄期儿童主要的困扰可能是担心自己、家人和亲戚感染病毒，恐惧不安。这些都是在非正常情况下的正常反应。此时，最需要关注的是那些亲近之人感染了病毒的儿童和双留守儿童，前者创伤暴露程度高，后者缺乏社会支持。他们的应激反应症状可能会更多，需及时疏解。

在应激阶段有以下几点要注意：第一，最重要的是为儿童提供安全的环境，保证儿童的生命健康。安全的环境是儿童心理安全的基础。疫情防控重要时期，要告诉儿童如何做好防护，并帮助儿童做好防护。第二，给儿童传达正确客观的信息，不夸大也不回避。监护人需要帮助儿童理解当下发生了什么事，人们为什么需要隔离，儿童才能够慢慢适应和接受当下生活环境的变化。

第三，良好的社会支持能够有效缓解儿童的应激反应。此时，对儿童来说，父母是最好的社会支持，父母的关怀对儿童的情绪稳定很重要。若父母不在身边也建议父母经常电话联系，给儿童提供良好的情感支持。同时，监护人的情绪状态会直接影响儿童的应激反应。因此，儿童并不确定世界发生了什么，他们的辨别能力有限，此时若监护人情绪紧张，儿童会更加恐惧。

2. 逐步稳定阶段

第二阶段大约在2周~3个月，为逐步稳定阶段。儿童在应激阶段所表现出的大量应激反应在此阶段减少，这与物质环境和社会环境的稳定密切联系。此时，儿童已经逐渐适应了疫情防控的环境。在应激反应方面，儿童可能仍然偶尔会由于担心自己、家人的安全，无法入睡，或者易激惹，但不会一直沉浸在情绪里。我们仍然要关注那些亲近之人被感染的儿童和双留守儿童。

在逐步稳定阶段有以下几点要注意：第一，保持良好的物质环境和稳定的社会支持，这对儿童的身心健康非常重要。例如，可以通过视频联系小伙伴。第二，正确传达疫情信息，避免儿童过多暴露于媒体负面信息中，监护人要给儿童传达正确、客观的信息，既要重视疫情，又不恐慌。第三，监护人可以在家里多陪伴儿童玩游戏、学习等，转移其注意力。第四，监护人要保持良好的心态。

3. 快速恢复阶段

第三阶段在3个月~1年，为快速恢复阶段。儿童应激反应会随着疫情好转而快速减少。儿童的心理状态的稳定与物质环境和人际关系基本恢复密切联系。此时，儿童可能还会保留自我保护的行为（如避开人群、勤洗手等），如不过分，无须纠正。3岁以上幼儿园和学龄期儿童，开学后重返校园，和小伙伴们在一起，回归正常生活。这会使儿童在心理上感觉恢复常态，他们的应激反应会快速减少。在应激反应方面，儿童还是会经常想起疫情，害怕疫情再来；谣言的传播会诱发或加剧儿童的应激反应；有亲近的人去世的儿童、留守儿童都可能会持续存在较强的应激反应；特别是身边有被感染，疫情比较严重的地区，儿童的应激反应可能仍然会持续。随着疫情逐渐稳定，外出务工人员越来越多，越来越多留守儿童面临与父母分离。父母需要与儿童做好分离，安抚好儿童情绪。此时，儿童也会对政府、医务工作者等产生感激的情绪。

在快速恢复阶段，有以下几点要注意：第一，外出务工的家人与儿童做好有效沟通，给儿童传达有信心的信息，告知儿童如何能够保护好自己。并与儿童保持一定频次的电话联系，提供良好的社会支持。第二，仍然是给儿童传递正确的信息，不信谣、不传谣。若儿童听了谣言，务必及时告知真相，缓解其担忧。

4. 缓慢复原阶段

第四阶段在1~2年，为缓慢复原阶段。随着社会秩序基本走上正轨，儿童创伤后应激反应持续减少，但容易被诱发。在应激反应方面，儿童的一些应激反应仍在逐渐减少；也有儿童受到其他应激事件，例如生病、家人去世、考试焦虑等与疫情无关的压力事件，也容易诱发与疫情相关的负性情绪。随着疫情的缓解，儿童的物质生活环境和社交网络基本恢复。有些家庭可能会因疫情造成较大的经济损失，这可能会引发家庭矛盾，家庭矛盾也将会对儿童造成消极的影响。此时，社会对疫情较重的地区关注度降低，疫情期间温暖感人的信息也逐渐消失。这些都可能会对儿童心理造成二次伤害。

在缓慢复原阶段，有以下几点要注意：第一，随着疫情逐渐退去，建议监护人保持稳定的情绪；第二，关注高危儿童，前文提到的亲近之人有病毒感染的儿童和双留守儿童；第三，如果此时儿童的应激反应仍然频率高，持续时间长，需尽快寻求专业心理咨询师的帮助。注意仔细观察儿童，因为此时的应激反应，可能是明显与疫情相关的行为，也可能是与疫情无明显相关的行为。

5. 新生活阶段

第五阶段在2年后，为新生活阶段。这个阶段，疫情对儿童日常生活几乎没有影响，儿童只是偶尔会想起来。应激反应方面，大部分儿童的应激反应消失，但有些儿童还有些害怕，避免回忆；特别是有亲人去世的儿童会有周年反应，这些反应是正常的，提供陪伴和支持，理解并帮助儿童度过艰难的时刻。经历创伤的同时，他们也获得了创伤后的成长，例如，珍惜生命、理解家人、奉献社会等。此时，若仍有一些儿童持续性高度应激反应，需要尽早联系专业心理咨询机构进行干预。

在这个阶段有以下几点要注意：第一，关于疫情要做到不回避，儿童回忆过去或难过时，要陪伴和倾听，并鼓励儿童表达内心的感受。第二，若有高风险儿童及时干预。

儿童创伤后应激反应基本都会经历这5个阶段。区别是，有些儿童在每个阶段症状都较轻，有些儿童症状较重；有些儿童恢复得更快，有些儿童恢复得更慢。例如，有些儿童的应激阶段只有1周，很快就稳定了，1年后就进入了新生活阶段；而另一些儿童的应激阶段持续2周，甚至1个月，直到2年后才感到进入了新生活阶段。若儿童的家长和教师能够帮助其进行心理重建，那么，儿童会更快地摆脱创伤后心理应激反应。当然，一定的应激反应是正常的，我们也需要接纳、包容，允许并鼓励儿童表达情绪。如何帮助儿童将在本书后面的章节中详细描述。

第2章

新冠肺炎疫情后
儿童心理重建

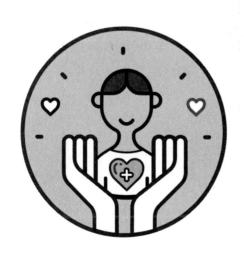

如第1章所述，由于儿童的神经系统尚未发育完全，认知能力有限，因此更容易在疫情后产生心理问题。若儿童所在家庭未能提供良好的支持，他们可能会发展出严重的、持久的或延迟的心理应激症状。疫情结束后，教育工作者需要密切关注儿童的心理健康情况，并积极参与到疫情后儿童的心理重建工作中来。本章内容与大家分享在疫情后学校及教师应该如何有条不紊地开展儿童心理重建工作。

一、疫情后儿童心理重建工作体系

儿童复学后，学校的儿童心理重建工作不应局限于请几位教师关注儿童在学校的行为表现，与儿童谈谈话。鉴于每个儿童的个人经历和心理健康水平均有所不同，学校教师并不一定能够处理所有儿童的情况。教师需要学习如何评估，如何应对突发事件，也要清楚在何种情况下对哪些儿童需要进行转介工作等。因此，建立一套全面的、有助于教师进行疫情后儿童心理重建工作的科学体系尤为重要。学校可依据这套完整的心理健康服务体系（如图），来开展儿童心理重建工作。

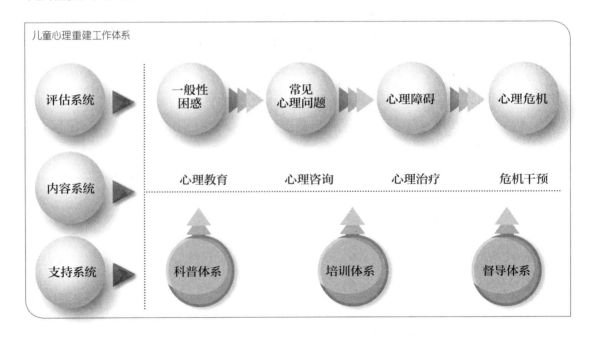

从整体来看,在学校儿童心理重建工作体系中,教师需根据儿童的心理健康水平的差异,开展不同类别的心理工作,主要包括心理健康知识的普及工作和一般心理咨询工作。而对于可能存在心理障碍的儿童,需转介给临床心理医生进行评估和治疗;当出现危机情况时,及时寻求危机干预专家的支持;负责儿童心理健康重建的教师需要接受专业咨询师的培训,并在专业咨询师督导下工作。这样才能保证学校教师能够顺利开展学校儿童的心理重建工作。

1. 儿童心理健康水平的评估系统

由于心理援助资源的有限性和儿童心理需求的差异,教师或心理工作者需根据心理援助原则,对不同心理健康水平人群进行不同的心理干预工作。一般来讲,儿童心理健康水平由良好到危机可分为以下4类:

1.1 一般性困惑

一般性困惑通常指儿童遭遇陌生情境时产生的正常心理反应。例如儿童对当前情况感到迷茫,不知道人们为什么要隔离;儿童搞不清楚家人怎么会被隔离;儿童不知道自己为什么睡不好,担心自己是不是生病了,等等。诸如此类困惑,对其进行一般性教育即可,耐心帮助儿童理解当下发生了什么,人们隔离的原因,病毒是什么,面对疫情人们正常的心理反应是怎样的,等等。

1.2 常见心理问题

遇到应激事件时,儿童或多或少会出现一些心理问题,这类问题通常程度较轻,经过一段时间或应激事件消失后,很可能会自行恢复。例如儿童复学后难以适应;儿童担心自己、家人被感染;儿童可能认为亲人生病或者病毒和自己有关而感到自责;等等。针对这些常见的心理问题,进行一般心理咨询工作,接纳儿童的焦虑,帮助儿童树立正确的认知。若一般心理问题长期未得到解决,且不断加重,有发展成为心理障碍的可能。

1.3 心理障碍

心理障碍指的是那些相对严重的心理问题,与前两者的区别是,前两者的心理困扰程度极少影响正常生活,而心理障碍会直接影响个人的日常生活、社交和工作,影响程度视心理障碍严重程度而定。例如,抑郁症患者,对任何活动缺乏兴趣,不愿意加入小伙伴的游戏,思维迟缓;在学校里成绩下降,跟不上学习进度,情绪低落,任何事情都高兴不起来。遇到这种情况,需要考虑转介给临床心理医生进行评估并治疗。

1.4 心理危机

心理危机通常指当个体遇到了突发或重大挫折或困难,无法回避且自己没有能力应对又不得不面对时出现的心理反应。与以上3种情况不同，心理危机的发生可能是由于长期严重的心理问题突然加重（如抑郁症），也可能是突发事件导致。当面临这种情况时，必须启动危机干预系统。

因此，在学校工作中教师需要首先评估儿童的心理健康水平，并针对不同程度的学生进行心理工作。注意，心理评估并不是一劳永逸的，儿童的心理状态是动态的，可能会受其他儿童影响，也可能延迟出现问题，或已有心理症状的因科普而自然消失，因此，可能需要教师多观察，定期评估。

2. 教师的心理重建工作的内容系统

在疫情后我们对儿童的心理健康水平进行大概的评估之后，教师可以选择对应的方式来开展心理重建工作，这构成了疫情后儿童心理重建工作体系中的内容系统。内容系统根据不同儿童的4类心理健康问题，为教师们提供针对性的心理重建工作内容，包括心理教育、心理咨询、心理治疗、危机干预。

2.1 心理教育

针对处于良好心理健康水平的儿童，他们经过疫情后产生的一般性困惑，教师可采取心理教育来帮助这些儿童应对担忧情绪、摆脱迷茫状态等。心理教育适合面向所有儿童，在学校范围内，以班级为单位进行，它是疫情后儿童心理重建工作内容系统的基础。

2.2 心理咨询

经历疫情后，一些儿童不仅产生了一般性困惑，可能还会出现常见的心理问题，例如出现情绪问题、行为问题或重回学校的适应问题等，这时可以采用心理咨询的工作方式来进行儿童心理重建。作为教师，可以学习心理咨询相关知识，灵活运用个体咨询和团体咨询方式，帮助儿童缓解情绪、促进适应等。

2.3 心理治疗

在产生心理问题的儿童中，可能有小部分同学的心理问题会相对较为严重，这时普通的心理咨询已经无法为其提供帮助，那么就需要寻求心理卫生专业人士的帮助，为其提供心理治疗，通过短期或长期的心理治疗，来帮助儿童重建健康心理。

2.4 危机干预

此外，个别儿童可能由于创伤经历或其他原因，产生心理危机时，那么只有对其进行危机干预才能有效地为其提供帮助。这时就需要教师对这些儿童的身心状态保持敏感性，及时甄别此类儿童的心理状况，发现有类似情况时及时联系相关专业部门，安排好转介工作，以及时为这些儿童提供有针对性的心理援助。

3. 教师的心理重建工作的支持系统

根据儿童心理重建工作的需要及不同心理健康水平儿童的需求，学校教师需承担以下几点心理工作：心理健康知识普及、心理健康评估、心理咨询和严重个案转介等工作。这些工作对未受专业训练的教师提出了一定的要求。为保证教师顺利开展儿童心理工作，必须提供以下几点支持：

3.1 科普体系的支持

需相关专业人士作为科普支持，为教师提供可参考的较为系统的科普资料。编制适合不同学龄阶段的科普资料，为儿童解释一般困惑问题，如"新型冠状病毒是什么""应激反应是怎么回事"等。教师可参考相关资料，以适于学龄儿童的方式，将科普知识传递给儿童。当出现新的困惑时，教师也可主动寻求专业人士帮助。

3.2 培训体系的支持

建议缺乏专业心理咨询培训的教师，提前学习专业心理知识和技能，定期接受相关专业培训。专业心理知识的学习不仅是对工作对象（学生）的保护，也是对心理工作者（教师）的保护。本次心理重建工作中，教师本身也受本次疫情的影响，若个人情绪未处理好，难以处理学生的情绪。因此，教师需要提前学习，定期学习，提升心理工作的能力，这是帮助儿童心理重建的基础。那么，至少需要专业心理工作者设计一套基础心理评估与咨询技能培训体系对教师进行培训。

此外，教师还需熟悉这套儿童心理重建工作体系，明确什么情况下采取什么方法或行动；要掌握当出现严重个案或危急情况时，可联系的资源。总之，疫情结束后，儿童心理重建工作对教师提出了一定的要求，需做好相关学习和培训工作。

3.3 督导体系的支持

尽管儿童心理重建任务需要教师做出相当多的努力，但督导体系能够给教师提供最好的支持。对于任何心理咨询师来说，都需要督导的帮助。督导能够缓解教师心理工作的压力，提供技术性参考，如可以帮助教师一起处理困难的个案，帮助教师更好地处理儿童心理健康问题等。没有督导的心理工作是危险的，可能让工作者自己陷入困境。因此，教师需要督导体系的支持，相关专业心理工作者可定期开展线上/线下督导教师的心理工作。

二、疫情后儿童心理重建工作的目标

疫情后，学校儿童心理重建工作的任务是对儿童表现出来的心理或行为问题进行及时有效的处理，帮助儿童更快地恢复并适应正常的学习生活。针对具有一般性困惑和常见心理问题的儿童，儿童心理重建工作具体目标主要包括：

- 帮助其正确认识自身产生的应激反应，科学理解应激反应的产生机制。
- 引导儿童进行情绪表达，教会儿童合理宣泄情绪的方法及其必要性。
- 普及压力应对知识，帮助儿童了解有效缓解心理压力的方法，教会他们如何寻求帮助。
- 为儿童提供安全稳定的心理环境，陪伴他们逐渐重新适应居家隔离后的学校生活。

1. 帮助儿童理解应激反应

在经历新冠肺炎疫情时期，儿童会不同程度地产生第1章所描述的应激反应。由于存在个体差异，有些儿童的主要应激反应表现为紧张、害怕、恐惧、易生气、烦躁等；有的儿童则会花费大量时间在手机等社交媒体，了解疫情的相关信息；而有的儿童则表现为做事消极、食欲减退、失去兴趣、睡眠变差等。在疫情得到缓解，学校普遍复课之后，有些儿童的应激反应依然存在。鉴于儿童的发展水平有限，他们还未学会以一种理性客观的方式来看待疫情，也无法理解自身的应激反应，甚至对其错误归因；因此，对教师来讲，疫情后儿童心理重建工作的首要目标，是通过新冠肺炎病毒的科普和心理知识的科普，帮助学生觉察并准确地解释这些可能出现的应激反应。

帮助儿童了解应激反应，教师的科普工作可以从3个方面入手，包括认识应激源、学习应激反应的本质，以及了解应激反应的发展规律。首先，教师要帮助学生认识应激源，科学地告知儿童关于疫情的信息，尽量避免儿童因为获取消息过多而产生强烈的情绪波动；还可以根据已有的科学信息，带领学生一起学习疾病预防的知识；了解应激源，有助于儿童更准确地理解自身的应激反应。其次，教师帮助学生了解应激反应的本质，应激反应源于人体的自我保护机制，是为了让我们知觉危险的存在，从而躲避风险；因而在疫情时期及疫情之后，产生轻度到中度的应激反应属于正常现象，基本不会影响个人的学习和生活，无须过于在意。再次，教师可以告诉学生应激反应的发展规律，即这类应激反应的程度往往会随着应激事件过去而逐渐消退，因而引导那些应激反应程度较轻的学生接纳目前自己的心理状态,顺其自然;而对于那些症状相对严重的同学,要教会他们对自身状态保持觉察,如果发现应激反应明显影响个人生活时,可能存在心理障碍,则需要及时告知老师或家长,以及时寻求专业人士的帮助。

2. 引导儿童表达情绪

在新冠肺炎的疫情时期,大部分儿童由于居家隔离,缺少与同伴的交流,烦躁、无聊、孤独的情绪难以化解;小部分儿童可能由于自己或家人曾经密切接触过确诊病例,而进行更严格意义上的医学隔离,处于担忧、紧张的情绪中,也会担心自己和家人被确诊;可能存在更小比例的儿童由于有亲人被确诊,或者有亲人是疫情一线的医护工作者,他们可能经历着担心父母安全、害怕失去亲人的强烈恐惧之中;还有个别儿童已经由于此次疫情失去了亲人,他们的心理健康则存在严重的患病风险。不同经历的儿童都同样经历着不同程度的情绪反应,这些情绪如果未得到合理的宣泄,则会产生长期严重的问题,甚至影响儿童一生的发展。因此,在学生正确认识了应激源、应激反应及应激反应发展规律的基础上,疫情后心理重建工作的另一重要目标是引导儿童合理地表达情绪,将情绪对身心健康的影响降到最低。

引导儿童表达情绪可以分三步实现:第一步,引导学生表达情绪最重要的基础是带领学生一起认识情绪,尤其对于低年龄段的儿童来讲,教师需要帮助学生认识各种情绪及其表现,了解积极情绪和消极情绪的种类,并且澄清情绪无好坏之分,即便是消极情绪也是具有积极意义的。第二步,对情绪有初步认识后要锻炼学生对自身的情绪保持觉察,对于低龄儿童来讲,可以选取科普绘本来作为辅助;而年龄较大的青少年,则要鼓励他们用语言描述自身的情绪状态,尤其是消极情绪。第三步,在认识情绪、觉察情绪的基础上,进一步使学生了解,情绪是需要宣泄的,合理地表达情绪是保持心理健康的关键,可以为学生介绍宣泄情绪的健康方式。例如,运动、记日志、与同伴交流等,帮助他们养成情绪表达的良好习惯。

3. 协助儿童缓解压力

消极情绪往往是心理压力的表现,在疫情时期,儿童承受着不同程度的心理压力;因而在疫情结束后,引导儿童表达情绪的同时,也要帮助儿童了解有效缓解心理压力的方法,教会他们如何寻求帮助。

首先,协助儿童缓解压力的重要基础是让学生对自身的压力水平有全面认识,使他们了解适度的压力有助于学业水平的体现,但过度的压力则会带来相反的效果,因而有必要了解自己的心理压力水平，从而做出合理应对。其次，教师需要明确压力有许多表现形式，不仅仅包括前文所述的消极情绪反应，还包括躯体反应，例如，食欲减退、躯体疲乏、睡眠困难、易做噩梦，甚至呼吸困难等；还可能存在认知方面的反应，例如，失去学习兴趣、注意力不集中、记忆力减退、理解力下降等；如果出现类似问题，教师也应该予以重视。最后，教师可以向学生普及一些简单的减压小技巧，例如，每天早上带领学生完成5分钟的放松训练，或在课间时鼓励学生多进行户外活动等。

4. 陪伴儿童适应学校生活

本次新冠肺炎的疫情让儿童感到恐慌的重要原因之一，是由于它破坏了儿童所熟悉的日常生活的规律。譬如以往过年走亲戚都是热热闹闹的，而今年由于疫情停止了一切聚会；以往寒假可以出门玩，而今年只能待在家里自我隔离；以往寒假结束就重新回到学校，而今年也因疫情而延缓了开学，改成进行网上授课。这些不确定因素都会让儿童感到安全感受到破坏。因此，疫情后儿童心理重建工作的重要目标之一是帮助儿童逐渐重新适应学校生活。

经过长期的居家隔离，儿童已经脱离了一段时间学校生活；而疫情过后，在安全的前提下，尽早回到学校复课，可以帮助学生逐渐过渡，重新适应学校生活、建立以往的作息规律、回归熟悉的生活习惯，这样会非常有利于儿童安全感的修复，也有利于疫情后儿童的心理重建。在帮助儿童重新适应学校的过程中，教师应做到给予儿童持续的陪伴，为他们提供安全的支持感。

三、疫情后儿童心理重建工作的重要前提

疫情过后,不仅是学生会出现各种心理和行为上的应激反应,教师自身也会出现各种反应。帮助学生心理重建的重要前提,首先,教师要调整好自身的心理状态,调适心理压力,只有这样,才可以为学生提供更有效的帮助。其次,教师需要了解不同学生受到的不同影响,对学生的大致心理状态做到心中有数,尤其需要密切关注那些具有高风险的儿童。最后,教师需要对学生表现出来的情绪状态做到宽容和接纳,并为学生提供稳定的陪伴与支持,让学生们能从老师身上获取力量,这两者也都是开展儿童心理重建工作的重要前提。

1. 觉察自身心理状态

作为教师,与学生们一样,也同样经历了这次的新冠肺炎疫情,因此,教师们也可能承受着失去亲友的痛苦,或者害怕患病的担忧;即便疫情距离自己较远,未曾接触到任何确诊或疑似患者,但通过对新闻报道和社交媒体信息的密切关注,也会真切地感受到这次疫情为患者家属或一线医护人员所带来的苦难与崩溃。如果教师沉浸在紧张、悲伤、焦虑的情绪里无法自拔,那么不仅无法有效安抚学生的情绪,还将不可避免地给他们带来负面影响。

因此,开展疫情后儿童心理重建工作的重要前提,是教师先要对自身心理状态有敏锐的觉察。如果发现自己也在经历着应激反应,那么此时教师需要做的事情是,优先对自身的心理状态进行调适,接纳自己的感受,并找到适合自己的宣泄情绪、缓解压力的办法。只有完成这些,教师才有可能成为优秀的心理援助提供者。这里需要澄清的是,并不是"要求"每位教师没有应激反应才可以为学生提供帮助,如前文所述,应激反应是源于人体的自我保护机制,经历过疫情出现应激反应对任何人来讲都是正常的,教师需要的是接纳这些反应并积极寻找方法来尝试缓解情绪、减轻心理压力,这些也正是你们将要教会学生的内容;教师需要优先照顾好自己,然后再为学生们提供帮助。

下面列举一些方法,当作为教师的你感到痛苦时,可以尝试用以下方法来进行自我调节:

● 在最初的紧急状态过去之后,尽力使自己的生活作息恢复正常,或保持一定的规律。

- 接受自己的气愤、挫败、害怕、悲伤或无助的感受，理解这是人们在危急状况下的正常反应。

- 找个人（如朋友、亲戚或同事）谈谈你目前正在经历的事，你甚至可以考虑参加（或发起）一个有类似经历成员的支持团体。

- 避免批评自己。

- 认识到个人力量的局限性，并坦然接受。

- 接受他人诚心提供的帮助与支持。

- 反思你平时应对压力的方法，思考是否有效。

- 尝试练习一些放松技术，如腹式呼吸、肌肉放松、冥想等。

- 保持定期运动的规律，或者坚持一项自己的兴趣爱好。

- 如果感到压力过大，无法顺利工作，记得还可以寻求专业督导或心理卫生专业人士的帮助。

2. 评估学生心理状态

在照顾好自己的基础上，教师还应对学生们的心理状态进行评估，这也是开展儿童心理重建工作的另一重要前提。如此重大的疫情难免会给学生带来心理创伤，因而疫情后学生可能会出现一些心理和行为上的反应。但由于学生的个性特点、疫情期间的个人经历、受到疫情影响程度均有所不同，因此其心理创伤反应也会有所差异。只有全面了解学生的个性特点、疫情期间的个人经历，以及心理创伤反应的差异，才能有针对性地对学生提供心理援助。

需要教师给予更多关注的学生，首先是那些身边有亲戚朋友在疫情中确诊（甚至过世）的学生，他们很可能拥有更多的创伤性经历，患心理障碍的风险更高；其次，教师需要注意那些在疫情之后仍然表现出高水平应激反应的学生，例如持续性回避、丧失兴趣、与他人疏远、情绪低落、烦躁、注意力不集中等，尤其是当这些症状影响到学生的正常生活时；此外，那些个性上相对脆弱，适应能力相对较差，不会表达情绪，面对压力缺乏心理韧性的学生也可以适当关注。

教师对学生心理状态的评估可以结合多种方式综合进行。直接观察是最直观的方法，如果某些学生在学校时的表现与之前反差非常大，则需要引起教师注意。教师还可以使用一些心理量表来定期测量学生的心理状态，这些心理量表也可以帮助教师筛选高风险的学生。关于学生在疫情期间的个人经历，教师应及时通过与家长沟通获取相关信息。此外，与学生单独谈心、交流等，倾听他的表达、体验他的感受、了解他的想法，也不失为一种良好的评估方式。

3. 接纳学生的情绪表达

疫情过后，儿童如果承受着很大的心理压力，或者经历了严重的心理创伤，那么可能会出现一些反常行为，表现出烦躁情绪。这时需要教师对学生多一些包容，尽量做到温柔地接纳学生的情绪表达，尤其是负面情绪。这一点真正实施起来，并非看起来这么容易；需要教师能理解学生的处境，明白这些反常行为和消极情绪只是学生压力过大的应激反应，读懂儿童在情绪表达背后所传达出的需要帮助的意思。

对于低龄儿童来讲，他们的语言发展有限，无法通过语言合理地表达情绪，更有可能出现上述情况；此时教师表现出来的接纳，会像一面镜子一样帮助儿童学习接纳自己的情绪，逐渐恢复平静；而对于低龄儿童，如果教师不能耐心倾听，而是急于反驳、讲道理甚至训斥，这样只会升级儿童的负面情绪。

对于相对年长的青少年来讲，教师可以给予他们更多分享和表达感受的机会，鼓励他们用语言描述他们的经历以及担忧、恐惧、悲伤和难过的感受，这样不仅可以改善他们的主观体验，也可以逐渐培养他们的情绪智力。此外，表达通常能够舒缓紧张、害怕或焦虑；而叙述故事则有助于产生秩序、获得控制感；聆听同伴的故事，有助于他们为彼此提供心理支持，建立信任与安全感。

4. 提供稳定的陪伴与支持

在充满不确定性的时期，儿童往往非常需要一些确定的人或事物来获取控制感和安全感。在疫情肆虐的时候，儿童们打破原有规律，居家进行隔离，他们不确定疫情何时会过去，何时可以重回学校；而疫情过后，学生们重新回到学校时，他们仍然面临着许多不确定；此时，教师如果可以作为稳定的存在，为学生们提供支持与陪伴，则可以在很大程度上帮助他们尽快适应学校。老师们可以通过以下细节，来为学生们提供稳定的陪伴与支持：

- 保持愿意倾听的态度，对儿童的语言和非语言信息均予以回应。
- 给予儿童支持与鼓励。
- 增加稳定性，与学生一同制订每日计划；提高日程安排的可预测性，保持每日例行事务。
- 尽量与疫情之前的正常学校安排和规则保持一致，但要注意遵循循序渐进的原则，在复课初期，可以对日常安排做一些灵活设置，帮助儿童适应。

四、疫情后儿童心理重建工作的开展形式

儿童的心理重建是一项长期工作，无法一蹴而就。因此，特别需要成年人在日常生活中经常地给予儿童指导和关心，鼓励他们，接纳并处理他们出现的一些消极情绪和反社会行为。疫情过后，教师是与学生们日常相处最久的人，因而教师成为了疫情后儿童心理重建工作的主要力量，学校也成为了儿童心理重建工作的主要开展场所。在学校的环境中进行疫情后儿童的心理重建，不仅促进儿童对学校生活的重新适应，也有利于使他们在有同伴支持的环境中尽快得以恢复。

在学校设置下进行疫情后儿童心理重建工作，教师可以结合多种开展形式：第一，最常见的形式就是将心理重建融入课堂，以开展心理健康主题课的形式来为学生普及心理健康相关知识、教会学生情绪管理和压力应对技巧。心理健康课简便易行，又符合学校设置，易于为同学们所接受，对大部分儿童具有良好的效果。第二，团体心理辅导也是开展心理重建工作的常见形式，团体心理辅导主要侧重体验式学习，通过与儿童一起参与简单活泼的活动，激发他们的体验，帮助他们释放情绪、缓解心理压力。第三，社会化发展也是儿童的主要议题之一，因而动员学生们自发形成互助小组，在小组中获取支持，重现信心，也是心理重建工作的开展形式之一。第四，针对那些创伤经历更多、应激反应持续时长更长的个别儿童，前三种形式显得略有不足，教师对这类儿童可以给予适当的更多关注，时常询问他们需求和体验，以谈心的形式给予儿童陪伴和支持。最后，如果有儿童的正常生活受到严重影响，教师也要及时发现，与家长沟通，引导儿童寻求心理卫生专业人士的帮助。这几类儿童心理重建工作的开展形式各有特点，针对性也不同，教师可以根据学校环境和学生具体情况，选择多种形式相互结合，以达到良好的效果。

1. 心理健康主题课

心理健康主题课可以与学校的现有课程体系完美结合，在复课后，建议将心理健康主题课安排至学生的日常课表中，保持至少每周1次的频率（刚开始可以适当提高频率，随后逐渐降低至每周1次或两周1次），可有效地帮助大多数儿童逐渐过渡、适应学校生活。心理健康主题课在各个学校是最易推广的心理重建开展形式，对教师们来讲更易操作，对儿童来讲更易接受。本书的第

3~5章详细提供了适合各年龄阶段的儿童青少年的心理健康主题课活动教案，教师可根据实际情况选取并开展相关课程，帮助学生重建安全感、增加他们的社会支持、引导学生表达情绪和经历、提升学生的效能感，对他们进行生命教育，构建对未来的希望，等。

2. 团体辅导

心理健康主题课的教案也可以采用团体辅导的形式来实施开展。团体心理辅导主要是采取团体讨论的方式，调动团体成员的积极性，引导同学们讨论、交流、分享、反馈，从而使儿童通过参与活动，体验并反思，最终有所收获的一种干预形式。在团体辅导中，教师主要工作并非是讲授知识，而是倾听和共情，维护团体设置和边界，保护团体成员不受伤害，帮助维护团体规则等。

进行团体辅导时，教师可以撤去课桌，重新放置座椅，使团体成员围圈而坐，彼此之间可以看见对方。还可以根据活动内容和班级具体情况按8~12人分成小组，每组由一位老师带领等。团体辅导的阶段一般可以分为开始阶段、过渡阶段、工作阶段、结束阶段。在开始阶段设置一些破冰游戏，帮助学生放松，增加彼此熟悉程度，尽快进入状态；在过渡阶段，可以安排一些团队活动，让团队共同完成一项任务，在这个过程中慢慢形成团队；工作阶段是团体辅导的核心阶段，在这一阶段，往往设置与主题密切相关的活动内容，例如情绪应对、压力管理等；活动后安排团体分享，成员通过描述自己在互动过程中的体验和经历，分享感受，从而引发思考获得知识；最后的结束阶段主要对前面的环节进行总结，加深体验，巩固效果。团体心理辅导可以根据不同目标和内容具体设置单次或多次，每次参考开始、过渡、工作和结束阶段的设置，逐步开展疫情后儿童的心理重建工作。

3. 互助小组

除了在课堂设置中安排心理健康主题课和团体心理辅导之外，还有一类很重要但容易被忽视的心理重建工作形式值得被关注。教师可以根据学生具体情况，采取学生自愿分组或教师安排分组等方式，将2~4人组成互帮互助小组。每日安排固定的时间（例如午休后的10分钟，或者放学后10分钟等），让小组组员相互交流经历，表达自己的情绪，等。一方面这样有助于班级同学之间建立紧密的关系，彼此提供情感支持，也可以让学生在帮助他们的过程中提高自我评价，获得力量；另一方面这样也有助于随时观测学生的心理健康（有时老师需要关注的学生过多，难免顾不过来，而这一方面则可以发挥学生的主观能动性，调动学生的力量来帮助老师分担观察的工作）。

对于低龄儿童来说，互助小组可以是每天固定的时候一起做个简单的小游戏、一起读故事。而对于年龄稍大的青少年，互助小组还可以结合多种主题，例如，可以组成学习小组，共同学习有关疫情和卫生保健方面的知识；或者可以组成心理小组，普及心理健康，分享缓解压力、释放情绪的小技巧；还可以组成互助小组，每日一同完成课后作业并组织讨论等。这些形式均有利于社交关系的恢复及自我效能感的提升，教师可根据班级和学生的特点来有针对性地安排。

4. 个别谈心

心理健康主题课和团体心理辅导主要针对全体学生来进行，互助小组可以稍微聚焦于小组成员，在此基础上，可能仍然有个别学生由于在疫情中有过创伤经历，承受了过大压力，或者出于其他原因，而表现出较多的心理应激反应，那么，此时就需要教师对这些个别同学予以额外的关注。可以例行与他们谈谈心，了解他们的内心经历和情绪感受，鼓励他们表达，在有需要的时候及时寻求帮助等。当这些同学逐渐有好转时，则可以鼓励他们加入互助小组，寻求同伴的支持。

5. 心理咨询

如果疫情之后，有些儿童没有在自身调适及教师同学的帮助下减缓应激反应，反而有加重趋势，甚至有明显的创伤后应激障碍和抑郁倾向，那么他们很可能需要心理卫生专业人士的帮助。教师应及时发现、甄别，与儿童家长沟通，并联系相关部门，为这些儿童提供专业服务。在专业心理咨询师进行评估和个案概念化后，判断儿童的治疗需求，并与家长协商制定儿童治疗的方案。接下来的治疗则可能更多地通过个体心理咨询或者家庭治疗的形式来进行。

对于个体的心理干预危机可根据儿童的不同情况和治疗师的流派，采取各种取向的心理治疗技术，包括支持性心理治疗、短程动力学治疗、认知行为治疗等方法。

五、疫情后儿童心理重建工作的主题

一般来讲，重大灾害之后的心理重建需要经历3个阶段：第一个阶段，重建安全感；第二个阶段，对失去事物的追忆与哀悼；第三个阶段，重新与正常生活再度联结。这次疫情过后儿童的心理重建也大体经历这3个阶段，只是经历不同的创伤后的儿童存在程度上的差异。据此，疫情后儿童心理重建工作可以归纳为以下6个主题，教师可有针对性地对儿童进行相应主题的干预，帮助他们渡过危机，重建健康心理。

1. 重建安全感

疫情打破了儿童已有的生活规律，使儿童处于不确定和不安的情绪中；倘若儿童的亲人是确诊或疑似病例，那么可能在疫情期间，儿童所在家庭都笼罩于担心、恐惧的情绪中；更严重的情况，疫情还可能带走亲人、朋友的生命，将给儿童造成严重的危害和精神创伤。因此在疫情过后，重建儿童的安全感是心理重建的第一步。

2. 促进社会支持

疫情具有不可抗拒性，为社会造成了大量不良影响，也为个体带来了心理创伤，此时如果缺乏社会支持系统和良好的心理应对方式，则这类创伤会给个体带来更严重的影响；稳定的社会支持和情感联结，可以帮助个体更快地恢复。疫情期间，由于居家隔离，儿童缺乏常有的社会联系；因而在重回学校复课后，促进儿童的社会支持不论对于个体应激反应的缓解，还是对于个体情感的稳定，都具有重要意义。

3. 表达经历

理论上讲，经历了这次疫情的所有人都会留下心理阴影，区别只是在于程度的轻重。与疫情关系越密切（例如处于疫情中心暴发的地区，或者有熟人被确诊等），接收疫情消息越多、创伤经历程度越深（例如有亲人因疫情而去世等），对个体心灵的伤害也就越大。对儿童也同样如此。创伤后应激反应的重要表现之一，就是回避；尽管回避的症状看起来貌似不重，但回避非常不利于心理康复；因而鼓励儿童描述他们在疫情期间的经历，表达相关感受，面对心灵之伤，可以有效预防回避症状，有助于心理康复。同时，表达的过程就是儿童心智化的过程，学会表达经历，对儿童未来的发展也非常有利。

4. 提升效能感

疫情的不可知性让人无法预测，经历疫情的人们难免会感到缺乏控制感。如果这种状态持续下去，很容易造成习得性无助，引发抑郁情绪。因而提升儿童的自我效能感也非常重要。自我效能感还与学业表现、认知能力等有关，较高的自我效能感不仅有利于疫情之后的心理恢复，从儿童长远发展的角度来看，对未来的认知发展也颇为重要。

5. 生命教育

这一次，许多患者和一线抗疫的医护人员在这场战役中献出了自己宝贵的生命，儿童也会接收到这些信息，甚至有些可能会发生在他们身边。在对这些离去的人表达悼念和悲伤的时刻，儿童也亲身经历着关于生命的宝贵一课。疫情过后，对儿童进行生命教育是非常重要的，帮助他们了解疫情的知识，认识生命；教会他们爱护动物，尊重自然规律，敬畏生命；让他们了解到生命只有一次，要学会保护自己，珍惜生命；了解生命的价值，做一个有担当有责任的人；理解生命的意义，爱人亦爱己。

6. 构建希望

疫情的严重后果，以及铺天盖地的坏消息很可能让儿童感到消极绝望，严重的情况则会引发心理障碍的风险。因此，疫情后对儿童的心理重建工作主题要包括构建希望，告诉儿童凡事都有多面性，使儿童学会关注某一事件的积极层面，做积极意义建构，增加希望感；使儿童明白，尽管身处疫情之中，但心中仍然能拥抱希望；今后再经历类似事件时要牢记，困难和挫折都是暂时的，春天自然会来临。

第**3**章

小学低年级儿童疫情后的心理重建课程

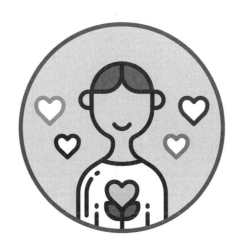

一、我不怕——重建安全感

1. 主题介绍

重大突发公共卫生事件发生后，儿童的生活、学习甚至安全、健康等都可能受到严重冲击和挑战，一些儿童会出现害怕、恐慌、哭泣、睡眠困难、易怒、注意力不集中等生理、心理、认知、行为等症状反应。重大突发公共卫生事件发生后，学校应当积极采取措施，上好"疫后"第一课，帮助儿童顺利回归校园生活。

本次课程将通过科学知识学习和应对方法探讨，帮助儿童缓解新冠肺炎疫情所带来的压力，帮助儿童提升应对重大突发事件的能力，重建心理安全感，顺利回归校园。

2. 教学目标

2.1 认知层面

了解应对新冠肺炎疫情的知识技能，知道应对新冠肺炎疫情的资源。

2.2 态度层面

提升应对新冠肺炎疫情的信心，从而促进安全感重建。

2.3 行为层面

运用科学的知识技能和已有资源，积极应对新冠肺炎。

3. 课堂流程

3.1 课堂导入

老师课前亲自布置教室和板书，让儿童感受到班级的归属感。老师分享在本次新冠肺炎疫情中的经历和感受，表达对同学们的关心，介绍复课后的一些详细情况，让儿童在详细的信息中找回一定的掌控感。

在上课前老师要对学生的家庭情况有所了解，家庭是否有感染病毒的人及感染轻重等，对于特殊情况学生要及时进行个别心理辅导和长程追踪。

由3～5名学生分享对于这次新冠肺炎疫情的经历或感受，由教师总结导入本次课程的主题。

3.2 主题活动一: 一只大魔怪

3.2.1 活动过程

老师介绍关于新冠肺炎的科普信息,引导学生可以把这次冠状病毒比作一只大魔怪,介绍这只大魔怪的各种特点以了解正在发生的公共卫生事件,根据学生的理解与感受给大魔怪命名"病毒大魔怪"。

老师准备相关事件及影响的科学知识(比如冠状病毒的图片、病毒传播的方式等),通过涂色活动帮学生总结对抗病毒的方法,再通过科学知识补充完善儿童的知识体系,以帮助学生重建内心安全感、对生活的掌控感。

参考资料:《新型冠状病毒感染的肺炎诊疗方案-试行第五版》、《中国少年报》、《给孩子的战"疫"漫画》、中国疾控中心提示: 0～6岁儿童预防临时指南、华西医院·医学科普《新型冠状病毒大众心理防护手册》。

3.2.2 活动分享

- 如果这次发生的事像一只"病毒大魔怪",它是什么样子的呢?
- "病毒大魔怪"来的时候发生了什么?
- "病毒大魔怪"现在会怎样影响我们的学习生活呢?
- 为了赶跑"病毒大魔怪"可以做些什么?
- "病毒大魔怪"的真名到底是什么?

3.2.3 课堂任务单

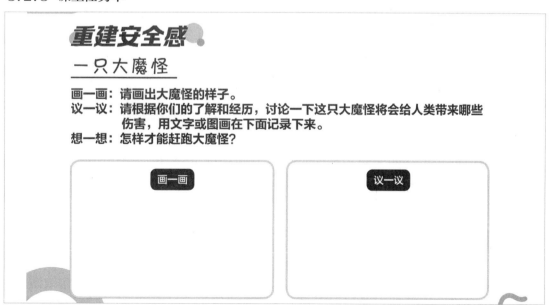

3.3 主题活动二：超级英雄

3.3.1 活动过程

　　教师收集关于应对新冠肺炎疫情中为广大人民群众提供救援、保护和支持的医护、警察、环卫、志愿者人物形象，引导学生感受"一方有难八方支援"的被支持感，相信自己是被保护的，是安全的，有条件的可以播放相关音视频。结合这些人物形象引导学生创设一个"超级英雄"，帮助他们更好地应对担心和害怕的事情。老师也可以分享自己心目中的"超级英雄"，以启发学生思考。帮助学生稳固建立属于自己的安全感。

3.3.2 活动分享

　　教师通过绘画的形式引导学生讨论，在这次特殊的事件中，有哪些"超级英雄"在保护大家。

- "超级英雄"是怎样保护同学对付大魔怪的?
- "超级英雄"的超能力有哪些?
- 如果你也想做"超级英雄"，你可以怎么做?

3.3.3 课堂任务单

超级英雄

如果有一位超级英雄能够打败这只大魔怪，请画出他的样子。想想他用了哪些方法打败了大魔怪，超级英雄的超能力是什么，超级英雄会带领小朋友们怎么打败大魔怪。

请你画出心中超级英雄的样子	超级英雄带领大家想出了哪些打败大魔怪的办法

3.4 仪式性结束

结合科学知识和课堂上同学们讨论的内容，以"我是小小安全员"为题，全班朗诵在这段特殊时光里的安全措施。比如"我是小小安全员，安全知识要记牢。面对疫情要做到：口罩记得要戴好，勤洗手来不乱跑……"

4. 课堂延伸

4.1 课后作业

请同学们收集更多关于应对新冠肺炎疫情的方法，并且将这些方法记录下来形成"安全锦囊"，在学习生活中去应用这些方法，并将这些方法传递给更多的人，让大家更好地从容应对这次重大公共卫生突发事件。

4.2 课后任务单

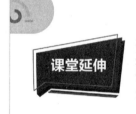

课堂延伸 请收集更多关于应对这次新冠肺炎疫情的方法，并与家长一起把这些方法记录下来，放进"安全锦囊"，在学习、生活中去运用这些方法，也可以告诉更多的人，让大家都能更好地应对这次特殊事件。

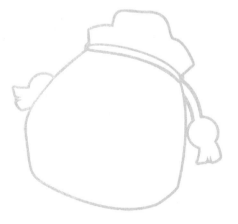

安全锦囊

二、我们在一起——促进社会支持

1. 主题介绍

重大突发公共卫生事件的发生会导致学生的生活环境和人际环境受到一定程度的负面影响，使得身心处于发展中的学生在面对危机时更缺乏自我保护与心理调适能力，更容易感受到害怕、紧张、不安全感。新冠肺炎疫情得到控制后，当学生回归校园重新开始学习生活时，通过同伴合作和班级建设活动可增强学生的抗压能力及应对信心，从而促进学生心理安全感的稳定快速重建。

2. 教学目标

2.1 认知层面

了解通过同伴间彼此支持、团结，可以帮助我们更好地应对新冠肺炎疫情带来的负面影响。

2.2 态度层面

愿意积极主动与同学分享内心感受，也愿意支持、理解同学，和班级同学携手应对困境。

2.3 行为层面

主动在同学朋友中建立相互支持的同伴关系，积极适应复课生活。

3. 课堂流程

3.1 课堂导入

老师真诚表达重大突发公共卫生事件后对同学们的牵挂，询问学生在家里和家人相处的感受，并且对现在上课的场所安全性做出必要的说明，也可以开放地谈谈自己的感受和经历。做一些情感联结，引入本课主题"我们在一起"。

3.1.1 热身活动："爱的密码"

由教师带领学生用鼓掌的方式击打出相应的节奏，通过练习尽量使集体达成一致，带动起学生的参与积极性即可。参照下面的节奏，也可以采用平时班级原有的节奏。

老师用这种方式表示欢迎学生的复学，传递情感接纳与支持；用鼓掌的方式引导学生投入课堂中来；同时解释"爱的密码"的意义，即支持和关注；创造出一致的节奏，提升集体归属感。可以从鼓掌到拍击手臂拍击大腿，引导学生感受到班级一次一次合作的快乐，从而体验"在一起"共同努力的感觉。

X X|XX XO|XX XX|OX XO

3.2 主题活动一：心手相连

3.2.1 活动过程

请学生和相邻同学合作，在纸上拓印下两人的手掌，手掌的造型和颜色完全由学生自行决定，并且诠释画作的意义是陪伴与支持。

教师指导语："我知道，当我需要的时候，你会与我心手相连，陪伴我，支持我，和我一起度过这些特殊的时刻。"

3.2.2 活动分享

- 在制作这幅"心手相连"的过程中，我的感受如何？
- 当我看到我们一起创作的这幅"心手相连"时，我的感受如何？

3.2.3 课堂任务单

促进社会支持

心手相连

"我知道，当我需要的时候，你会与我心手相连，陪伴我，支持我，和我一起度过这些特殊的时刻。"

请与搭档一起按你们的心意，把你们的手掌形状画在这里。

3.3 主题活动二: 我的班级力量

在上一个主题活动中已经引导学生去感受同伴的支持, 本环节继续引导学生感受班级的团结和凝聚力, 让学生在集体创作中体验被支持感和力量感, 从而提升安全感。

3.3.1 活动过程

教师可由上一个活动提炼而自然过渡到此环节。将班级学生队形布置成圆形, 将准备好的大画布 (大白纸) 放置圆心中, 再邀请学生彼此手掌相对, 掌心相触, 感受相互支持的温暖与力量, 再引导全班学生感觉手牵手的力量。最后请学生按顺序将手印画在大画布上, 并为手印填充颜色或图案, 写下对班级的寄语。

在此过程中, 请学生先观察画布, 商讨如何共同作画, 然后相互配合共同去绘出美丽 "全家福" 画作, 教师可在旁边观察, 给予学生自主创作空间, 但在时间控制上可适当给予学生引导与提醒。

教师可在此环节根据班级环境与便利条件可以播放《朋友》作为背景音乐, 或者其他符合主题和学生喜欢的音乐, 营造放松的环境, 让学生更好地培植积极情绪与行为。

3.3.2 活动分享

- 邀请学生简单分享自己在活动中所见所感所思。
- 引导学生感受 "彼此支持, 攻克困苦" 的积极情感。
- 鼓励学生积极融入集体, 相互支持的积极行为。

3.3.3 课堂任务单

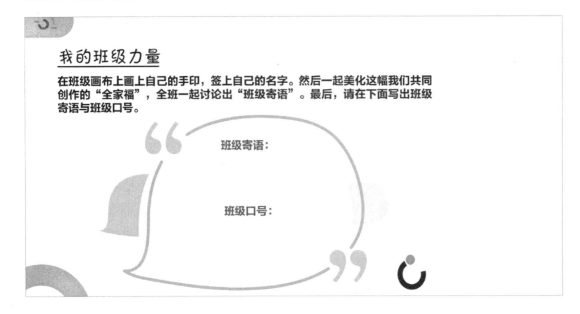

我的班级力量

在班级画布上画上自己的手印, 签上自己的名字。然后一起美化这幅我们共同创作的 "全家福", 全班一起讨论出 "班级寄语"。最后, 请在下面写出班级寄语与班级口号。

班级寄语:

班级口号:

> **请班里所有同学和老师在下面签上姓名，表示我们愿意相互陪伴与支持，我们的集体是一个大家庭。**

3.4 仪式性结束

老师总结，引导学生感受到个人与班级的力量，强调在特殊时期相互支持和陪伴的意义。最后一起在"全家福"上签下自己的名字，手牵手或其他全班连接的方式喊出班级口号结束这一主题。比如"只要我们在一起，困难没啥了不起！"

4. 课堂延伸

4.1 课后作业

除了同学和老师，在学生的成长生活中还有很多可以提供社会支持的人，这些都能促进学生安全感重建。所以我们可以引导学生去发现身边能够支持的力量。比如，家人、朋友、邻居，还有那些在重大突发公共卫生事件发生后赶来支援的医护、警察、志愿者等，这些支持都会帮助学生增强安全感。

请学生去寻找支持和保护的力量，然后将他们的手掌画下来，可以将学生自己的手掌画在中间，然后去美化它，在这个过程中引导学生感受被支持和保护的温暖与安全感。

4.2 课后任务单

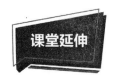

除了同学和老师，还有很多在你身边支持你的人。请你写下他们的名字，尽可能多地画上他们的手印，这些手印可能会重叠在一起。在你需要的时候，他们会支持和保护你。

三、感受说出来——表达经历

1. 主题介绍

　　重大突发公共卫生事件中学生会经历一些与平常不一样的情绪经验,在此期间他们可能会经历重大变故,从而出现伤心、恐惧、害怕、紧张、焦虑、担心、无助、自责等负面感受,也可能在一些时刻体验到感动、开心、激动、兴奋等积极感受。由于认知水平和表达能力有限,小学低年级的学生可能还不能很好地理解正在发生的事,也不能接纳和表达出自己的各种感受,甚至有些学生会害怕和拒绝接受自己的负面体验,在新冠肺炎疫情发生后学生可能缺少表达自我经验和感受的机会,处理不好可能导致一些心理问题发生。

　　所以本单元,在帮助学生初步重建安全感的基础上帮助学生梳理自己的经历和感受,接纳自己的感受,学习多种表达情绪的方法,看到特殊经历的积极意义,降低学生出现身心问题的风险。

2. 教学目标

2.1 认知层面

　　初步了解新冠肺炎疫情的特殊性、偶发性,在这样特殊时期可能会产生的心理负面感受,认识这些负面感受是经历非正常事件之后的正常表现。

2.2 态度层面

　　积极适应当下的学习与生活环境,接纳自己的各种感受,增强心理适应性。

2.3 行为层面

　　尝试梳理、记录自己的经历和感受,并用积极的行为方式应对这场突发公共卫生事件。

3. 课堂流程

3.1 课堂导入

　　教师真诚表达自己在新冠肺炎期间的体验、感受及心情变化,并示范用天气情况描述自己的心情。

3.1.1 热身活动: 战"疫"心情

让班级学生以前后位置的队形, 用接龙的方式, 用"天气"播报最近一周自己的情绪感受。由教师最后给活动收尾, 并导入主题活动。

3.2 主题活动一: 拼出我的经历

3.2.1 活动过程

老师分发彩色铅笔、杂志、白纸、儿童剪刀和胶水。引导学生, 可以剪贴杂志上的任意图片, 拼贴在自己的作品上。表达自己在新冠肺炎疫情中的经历和感受。老师引导小组讨论总结, 待班级分享完毕, 再总结、反馈大家的发言, 以鼓励学生自我表达。

3.2.2 活动分享

- 拼贴画作品的名字叫什么? 为什么选用这些图片?
- 这些经历带给你哪些影响? 看着自己的拼贴画作品, 内心的感受如何?
- 表达完自己的感受后, 心情如何?

3.2.3 课堂任务单

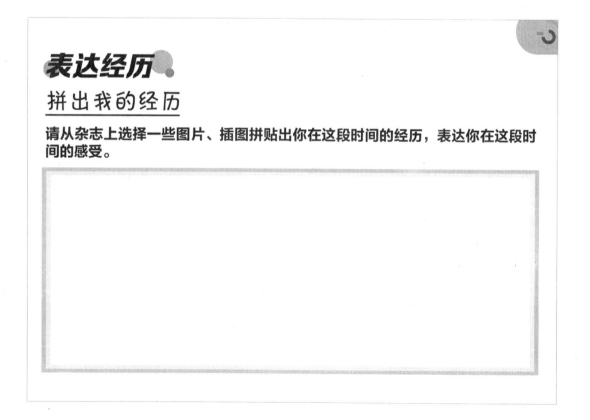

3.3 主题活动二: 涂满我的心

3.3.1 活动过程

　　小学低年级学生仍然在成长和发展中, 虽然经历疫情, 但他们并非无能为力, 教师可启发学生挖掘自身资源来应对, 完成压力和不适下的成长任务。本次主题活动是鼓励学生分享表达自己在本次重大突发公共卫生事件过程中的感受。

　　老师分发彩色铅笔和一张打印好的心形纸。引导学生思考这次重大突发公共卫生事件经历中的独特感受。选择自己喜欢的彩笔把感受涂满画纸上的心形。教师引导小组讨论总结, 待班级分享完毕, 再总结反馈大家的发言, 以提升学生的自我效能感。

3.3.2 活动分享

- 涂好的心上有几种颜色?
- 每种颜色都代表什么样的心情感受?
- 你做了哪些努力改变了自我的感受呢?
- 其他同学还有什么好的办法分享出来, 给表达者支着儿?

3.3.3 课堂任务单

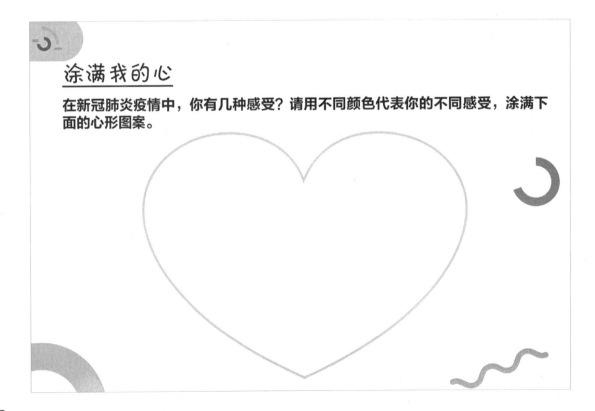

涂满我的心

在新冠肺炎疫情中, 你有几种感受? 请用不同颜色代表你的不同感受, 涂满下面的心形图案。

3.4 仪式性结束

请每个同学将自己的"小心心"展示给同组(前后座位)同学看,教师要强化学生"说出小情绪,爱护我的心"这种表达意识,并以积极的语言结束课程。

4. 课堂延伸

4.1 课后作业

请同学们记住本节课学习到的表达情绪感受的好方法,在日后生活中有需要时,可以积极运用这些通过集思广益所收集到的好办法。

4.2 课后任务单

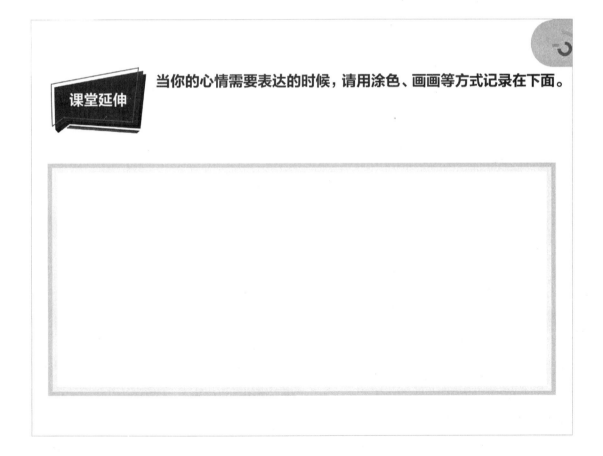

四、我能行——提升效能感

1. 主题介绍

　　在重大突发公共卫生事件发生后，父母可能为疫情而心生焦虑，从而忽视学生的关注需求，学生也可能感受到家庭的紧张氛围却无力改变的无助感、内疚感。在这特殊时刻，相信学生拥有的资源和能力，引导他们看到自身的力量，甚至让他们在安全的环境中，发挥自身的能力参与到新冠肺炎的应对中，让学生体验到自身的价值，减轻无助感和内疚感，从而更好地恢复效能感与控制感。

2. 教学目标

2.1 认知层面

　　认识到自己也可以发挥力量，应对困境，帮助他人。

2.2 态度层面

　　培养应对困境的积极乐观态度，建立发挥主观能动性的意识。

2.3 行为层面

　　发现自身的力量和资源，力所能及地帮助自己和家人。

3. 课堂流程

3.1 课堂导入

　　老师可以在课前多收集一些学生在家里表现较好的案例，以及一些学生展现力量的事迹为大家分享，然后通过鼓励和肯定，引导学生看到自身潜在的力量。也可以引导学生相互发现和提示，发现自身的力量。老师也可以分享自己的经验和力量提升儿童的表达意识。

3.1.1 热身活动："我可以"

　　老师以"我可以"快速造句，比如"我可以举手""我可以跳跃""我可以洗碗"，在听到相应的动作后同学们要快速地表现这个动作。也可以以小组形式，让每个同学轮流说出一个动作，大家快速变化自己的动作。同学们在简单可操作的动作中，看到原来可以自己完成的事情有很多。

3.2 主题活动一：力量大发现

3.2.1 活动过程

引导学生思考自己在新冠肺炎疫情中遇到的难忘的事，是如何发挥力量来应对的，不管是安顿自己，还是帮助他人，只要是应对新冠肺炎疫情的都可以。引导学生画一画。

3.2.2 活动分享

- 在小组内分享自己的"力量"。

- 用积极的视角去挖掘发言的学生在应对新冠肺炎期间或平时生活中表现出来的优秀品质。

- 鼓励同学分享听到大家的评论后产生的新感受与收获。

- 教师总结，发现发言的同学、小组成员在活动中表现出来的力量，让班级学生在相互启发中看到更多的自身力量与团队的力量。

3.2.3 课堂任务单

提升效能感

力量大发现

写下我们可以做到的事情。

我可以 _____   我可以 _____

我可以 _____   我可以 _____

我可以 _____   我可以 _____

我的力量
在新冠肺炎疫情中，我会害怕，会担心，同时我也发挥了自己的力量，我是这么做的。请在下面写下自己力量的表现。

_____

_____

_____

3.3 主题活动二：集体出拳

3.3.1 活动过程

将学生分组，每个小组发一张白纸(尽量大一些，比如A3纸)，小组成员围成圈，所有成员伸出自己的拳头，教师引导学生，把代表"勇气、自信、善良"的力量倾注在拳头上，引导学生互助，帮对方把拳头画在小组的白纸上。

3.3.2 活动分享

第一，小组内分享，学生分享小组成员都贡献了哪些力量。当看到纸上汇集了所有人的力量后，产生了什么样的感受？

第二，小组间分享，组长把代表力量的词语填写在任务单上，小组推选代表进行组间分享。

第三，由教师汇总把学生分享的代表积极力量的形容词写在黑板上。

第四，教师总结点评，给予学生鼓励。

3.3.3 课堂任务单

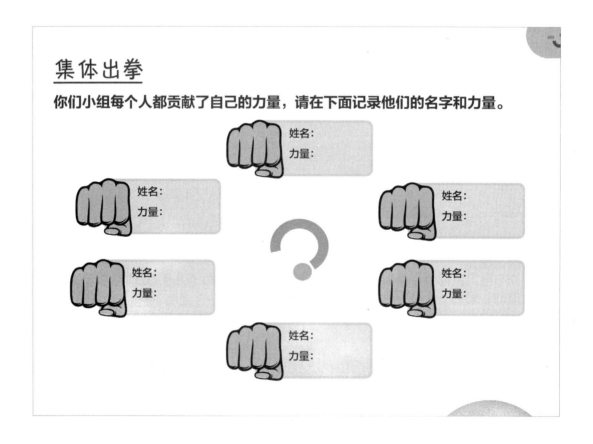

3.4 仪式性结束

教师引导小组学生右手握拳，由下而上摞起叠成塔的形状，引导学生一起把黑板上的积极语言用"我+正性形容词"的形式组合齐声念出来，以"我团结""我冷静""我可以，我能行"句式结束，强化学生的自我效能感。

4. 课堂延伸

4.1 课后作业

引导学生在生活中邀请同学、家人、朋友和邻居等谈一谈他们眼中的自己，特别是在新冠肺炎疫情中所表现出来的积极言行，帮助学生增强自信，促进效能感的建立。

4.2 课后任务单

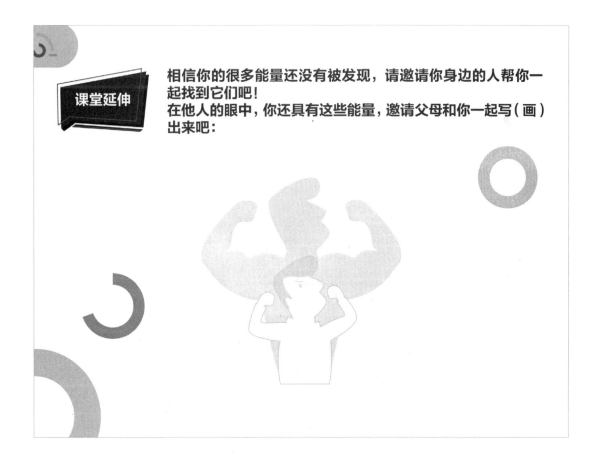

相信你的很多能量还没有被发现，请邀请你身边的人帮你一起找到它们吧！
在他人的眼中，你还具有这些能量，邀请父母和你一起写（画）出来吧：

课堂延伸

五、我要长大——生命教育

1. 主题介绍

在发生重大突发公共卫生事件后，媒体每天都在播报事件数据情况，在面对海量信息的时候，如医护染疫而逝去，染疫者故意隐瞒病情致亲朋好友、邻里相继染疫，学生可能会对生命与死亡产生思考：为什么病毒会致人死亡？怎样才能保护好自己，战胜病毒？为什么得了病的人不愿去医院？为什么人与人之间不信任？学生对生命、人性的困惑正是其成长的转折点，教师可借此帮助孩子了解生命，树立珍爱生命的观念。

本课将通过绘制生命树等活动，增强学生生命的意义感，激发学生更加热爱生命。

2. 教学目标

2.1 认知层面

知道人的生命是有规律的，像树木、花草一样有荣枯，生和死都是生命的组成部分。

2.2 态度层面

培养学生珍爱生命、敬畏生命、尊重生命的基本态度。

2.3 行为层面

通过观察、读书、思考等感受生命的美好，热爱生活，珍爱生命。

3. 课堂流程

3.1 课堂导入

3.1.1 分享与讨论

老师需要提前准备，第一，要了解学生的家庭情况，是否有亲人或熟悉的朋友在此次重大突发公共卫生事件中患病。对于有此类情况的要及时做好课堂预案，防止学生在课堂上讨论疫情话题而心情压抑。第二，准备好上课用品。

课堂开始，教师先回顾前一节课的内容，了解一下学生有没有完成"他人眼中我拥有的力量"

课外作业。邀请1~2名同学分享作业情况。

3.1.2 热身活动: "小雨点"

由教师讲解规则,用右手食指敲打左手掌心发出的声音代表"小雨点"。用右手3个手指敲打左手掌心发出的声音代表"中雨"。用右手拍左手手掌发出的声音代表"大雨"。用嘴巴发出"呜呜"的声音代表狂风。由教师随机发号施令,让学生用肢体配合表达"小雨点、中雨、大雨、狂风",反复2~3轮结束。由教师引导学生认识水是生命之源,没有水就没生命的诞生,让学生意识到生命发展的不易与艰难,而导入新课。

3.2 主题活动一: 生命的周期

3.2.1 活动过程

老师可以通过介绍本次重大突发公共卫生事件,或者生活中新生或是死亡的例子引出生命意义的话题。老师通过南瓜这种普通的植物,让学生了解生命周期发展,感受南瓜种子经历发芽、出叶、开花、结果,最终长成成熟的南瓜,领悟任何生命都会经历这样的一个过程,生命的精彩在于生长过程充满意义。

具体说明:

- 活动需要用具: 剪刀, 彩笔, 胶水。
- 让大家打开学生用书,准备好剪刀、彩笔等用品。
- 按照学生用书要求,剪下6个南瓜,涂好颜色。
- 再依次剪下种子、发芽、出叶、开花、小果实、成熟南瓜,并涂上颜色。

然后把6个涂好颜色的南瓜背面用胶水粘在一起;再把种子、发芽、出叶、开花、小果实、成熟南瓜按照步骤用胶水依次贴在南瓜上。

在学生做南瓜的时候,请他们思考南瓜生长的每一个环节都有哪些意义,其中的哪一个环节可以省略掉吗,为什么不能。

3.2.2 活动分享

- 南瓜的生命周期让我们体会到什么?
- 每个成长阶段有什么意义?
- 你现在处在什么样的生命阶段? 对于你有什么意义?

3.2.3 课堂任务单

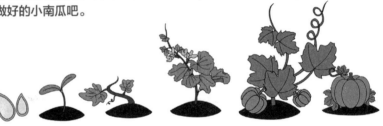

生命教育

生命的周期

让我们一起来看看南瓜的生命历程，来一起探索生命的意义吧！

1. 请在老师的指导下，剪下 6 个南瓜及椭圆里的种子、发芽、出叶、开花、小果实、成熟南瓜的小图片。请注意不要忘记南瓜柄哦。在使用剪刀时一定要注意安全。
2. 请用彩色笔给 6 个南瓜涂上颜色。
3. 把 6 个南瓜分别对折，然后根据南瓜的生长过程及下边成品效果图，两两相粘，最后制作成一个立体南瓜。
4. 请将椭圆里的 6 张小图片分别粘贴在南瓜上。
5. 让我们一起来观察做好的小南瓜吧。

3.3 主题活动二: 生命树

3.3.1 活动过程

从主题活动一引入，向孩子们展示虽然发生了重大突发公共卫生事件，可是生命依然不畏惧困难，在以顽强的方式去发展、前进。通过这个活动，引发学生对自己的能力、兴趣、爱好的发现。从而积极发展自我生命力，也引导他们整合自己的支持系统，对自己的生活赋予意义。

具体说明：

老师指导学生打开学生用书相应页，告诉学生如果这是他们的生命树，树干"手"代表支持他们成长的人，想一想这些人都是谁，请把他们写在树干"手"上。如果每根树枝代表自己的一个才能、爱好或者兴趣，它们都是什么？请写在树枝上。如果每片树叶代表根据自己的才能、爱好或者兴趣发展出来的果实，这些果实都是什么？请写在树叶上。

3.3.2 活动分享

教师引导学生思考：要让生命树枝繁叶茂，你需要怎么做？还有哪些资源可以用？你希望你的生命树对于其他人或是其他生命，有什么影响？

3.3.3 课堂任务单

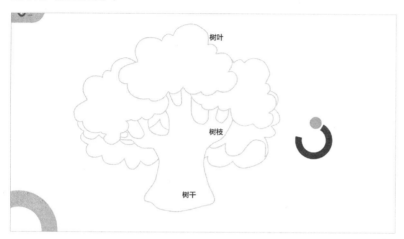

3.4 仪式性结束

"蝴蝶拍",让学生安静坐于位置上,闭目,左、右手交叉,将手掌置于肩膀处,左、右手轻轻交替规律拍打肩膀。同时教师总结学生找到的丰富生命力的方法,强调每一个人就像毛毛虫一样,跨过生命的困苦,就能破茧而出,成为美丽的蝴蝶,强化生命成长不易,激发学生对生命的敬畏和珍惜之情。

4. 课堂延伸

4.1 课后作业

请学生把可以让自己生命更丰盛的任何东西画进"生命之书"中。可以是一张照片、一句话、一本书、一段文字、一个想法等,这些都可以滋养我们的生命,促进我们的生命更加有质量与意义。

4.2 课后任务单

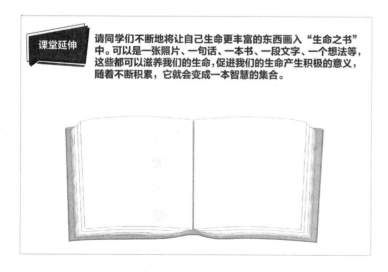

六、我爱我家——构建希望

1. 主题介绍

　　在前几个单元的基础上，我们引导学生重建安全感，梳理了自我在重大突发公共卫生事件中的经历，抒发了自我在重大突发公共卫生事件中的情绪感受，挖掘了自己的生命力量。本课将着眼未来，引导学生建立目标，培植积极的希望，鼓励学生用创造力去打造未来家园，从而建立学生的希望和信心。

2. 教学目标

2.1 认知层面

　　重建内心的安全感和对未来的信心。

2.2 态度层面

　　培养学生尊重生命、遵守社会规则、平等共存的社会观念。激发学生爱己爱家、爱社会的积极友好正向情感。

2.3 行为层面

　　培养学生尊重生命，爱己爱家、爱社会的积极健康行为。

3. 课堂流程

3.1 课堂导入

3.1.1 分享与讨论

　　老师要真诚表达重大突发公共卫生事件对社会与生活的威胁，自身经历疫情的感受，看到被支持时的感动画面，对生活回归正轨的信心。带领学生一起分享疫情发生以来的视频或影像资料，激励学生对生活的信心和希望。

3.1.2 热身活动："嘿、哈，天晴啦"

　　将班级学生自然分为2组，当教师伸左手时，左边第1组集体齐声喊"嘿"。教师伸右手，右边第2组齐声喊"哈"，当老师左、右手同时向上举起时，全班双手上举齐声说"天晴啦"。由教师随机表达指令动作（控制在3分钟内），在快速切换指令中营造热烈的活动氛围，最后以"天晴啦"作为活动结束，导入主题。

3.2 主题活动一：希望传声筒

3.2.1 活动过程

在重大突发公共卫生事件中的所见所闻所感，在一定程度上会影响学生对自己、对家人、对社会的看法与思考。老师可用手工纸制作简易的传声筒引导每个学生在小组中充分表达自己经历了重大突发公共卫生事件后引发的愿望，这些愿望可以是关于自己的、家人的，也可以是关于社会和自然的。在小组中相互学习形成积极的愿景。

3.2.2 活动分享

- 引导学生小组分享，表达听到不同希望后的感受和启发。

- 组间分享，邀请小组代表站在教室中央大声喊出自己的希望。

- 教师总结回应班级学生，正向引导学生，虽然经历了本次的重大突发公共卫生事件，但大家还是对未来充满希望，相信同学们一定可以成为更美好的自己，创造更美好的未来。

3.2.3 课堂任务单

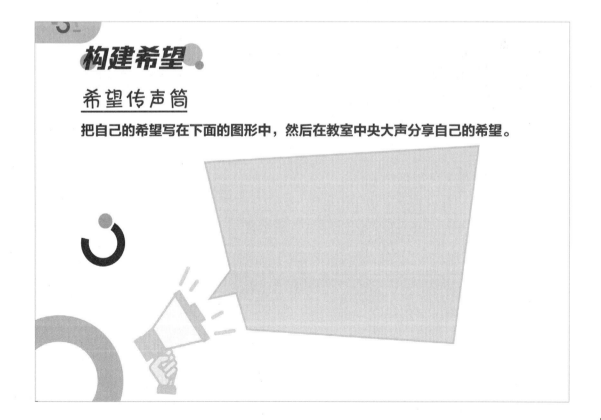

3.3 主题活动二: 我建我家

3.3.1 活动过程

由教师提供扑克牌、不干胶、报纸、儿童手工剪刀。引导小组同学以团体创作的形式,创建心目中的理想家园模型,引导学生在自主创作过程中发挥想象力和创造力,引入生态、环保、卫生、安全等理念去设计家园。在创作过程中发现自我和同伴的力量,感受团队支持与温暖,建立对未来的信心和希望。

3.3.2 活动分享

● 引导学生组内分享对团体作品的感想。

● 小组代表向班级同学介绍团队作品及设计理念。

● 教师总结回应班级学生,强化他们正性情感,鼓励学生用智慧去构建比模型还要美丽的未来家园。

3.3.3 课堂任务单

我建我家

虽然遇到了困难的事情,但人们依然对未来充满了希望,相信只要每个人都奉献自己的智慧,就一定能创造出美好的明天。请与同伴一起共同创造未来家园,想想在未来家园中你们将经历的故事,你可以用绘画等形式记录下来,并共同为"未来家园"取一个特别的名字。

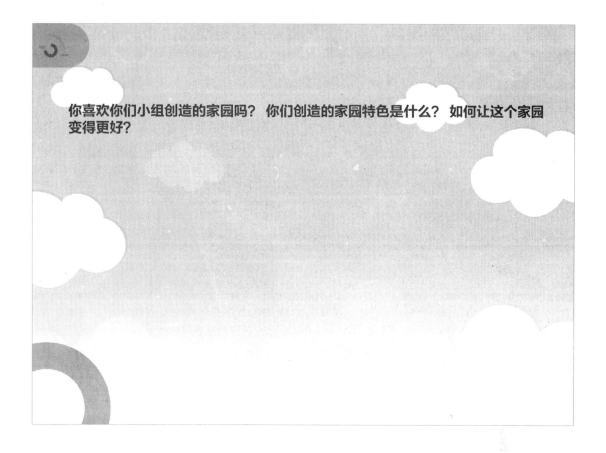

你喜欢你们小组创造的家园吗？ 你们创造的家园特色是什么？ 如何让这个家园变得更好？

3.4 仪式性结束

以《如果感到幸福你就拍拍手》、《相亲相爱的一家人》、《爱在心中》或《我相信》等适合主题、符合学生喜欢的歌曲结束主题, 把握时机引导全班同学手牵手共同哼唱歌曲, 让学生感受到走向未来的道路上有支持的力量, 坚定未来美好生活的信念。同时也告知本次活动是重大突发公共卫生事件后心理辅导课程的最后一次课, 做好分离和结束的处理。

4. 课堂延伸

4.1 课后作业

课后学习地球发展的历史故事, 了解地球上有多少物种, 了解人类有多少邻居, 和师长讨论一下如何与人类的邻居共享地球。

你知道地球有多少岁了吗? 地球上住着多少物种? 有哪些物种生存了下来, 有哪些物种消失了? 为什么会消失? 我们应该怎样爱护这个绿色星球?

第4章

小学高年级儿童疫情后的
心理重建课程

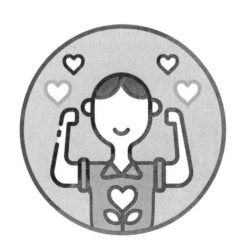

一、战"疫"战士——重建安全感

1. 主题介绍

重大突发公共卫生事件会对学生的生活环境造成一定程度的破坏,人们的生活节奏被打乱。随着突发事件不确定性的增加,人们也会越来越紧张,出现恐慌、焦虑的感受。返校后的一些困难、出现的安全问题也会让学生的注意力无法集中在课堂上。学生返校复课的时候,新冠肺炎已经基本得到控制。但是上学、下学的路上是否还存在感染的风险,教室里面是否可能有病毒,同学们在一起是否还有传染风险等,都是师生普遍担心的问题,与其让这些问题成为师生心中的担忧,不如通过共同的探讨,帮助师生达成应对的共识,促进学生自我管理,增强学生应对疫情的信心,也可以在一定程度上减轻教师的焦虑。

2. 教学目标

2.1 认知层面

了解新冠肺炎相关知识,发现新冠肺炎防护方法。

2.2 态度层面

促进返校后防护的重视,提升应对新冠肺炎的信心,帮助安全感的重建。

2.3 行为层面

积极学习关于新冠肺炎的知识,主动采取有效的防护措施,在校园内外保护自己、同学和教师的安全。

3. 课堂流程

3.1 课堂导入

教师提前安排黑板宣传内容和教师引导工作,表达对同学们的关心和欢迎,比如,可以通过点名等仪式进行。教师强调校园环境的安全性,可详细介绍学校老师们为保障大家的安全健康所做的努力,也坦承现在可能存在的风险,赋予学生一定的责任,实现赋能的过程。

本单元活动根据返校后的情况,酌情考虑以小组的形式展开分享讨论。

3.2 主题活动一: 对抗疫情的战士

3.2.1 活动过程

通过绘本《给孩子的疫情图鉴: 地球是一颗病毒星球呀》分享, 一起回顾关于疫情发生后一些共同经历和相关知识。通过了解新冠病毒的来源、特点和传播方式等, 引导儿童回顾这段时间已经发现的应对方法。(绘本内容来源: 脑花与脑仁公众号)

3.2.2 活动分享

● 绘本分享。

● 通过分享绘本, 你所想到的关于这次新冠病毒肺炎疫情给大家带来哪些启发?

● 在新冠肺炎的抗击战中, 我们每个人都是与病毒对抗的战士, 那么你和家人都做了哪些努力, 有效地阻拦了病毒的侵袭呢?

3.2.3 课堂任务单

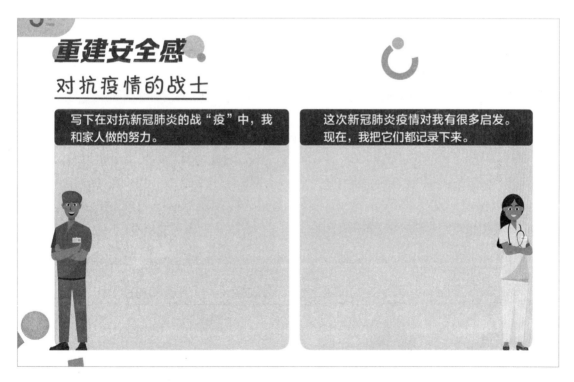

3.3 主题活动二: 携起手来抗疫情

3.3.1 活动过程

在主题活动一中, 大家都知道了一些对抗病毒的方法。现在我们回到了校园里, 我们将会面对一些新的挑战, 不管是同学、家长还是老师, 都会或多或少地感觉担心。那么就请大家一起想想办法,我们要怎样才能更加安全和安心地在校园里学习和生活?

　　教师要注意对学生赋能,整合学生的方法和科学的应对方式,让学生感受到自己的力量,积极成为抗击疫情的"小战士"。

3.3.2 活动分享

● 回到学校,你担心的问题有哪些呢?

● 对于我们一起在校园里学习和生活,有哪些好办法能帮助我们有效地对抗新冠肺炎呢?请同学们说说我们具体应该怎样做。

3.3.3 课堂任务单

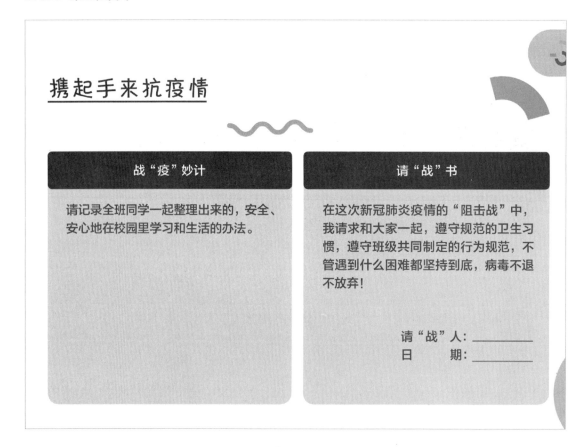

3.4 仪式性结束

　　相信每一个同学都愿意成为这次战"疫"中的"战士",现在是我们和病毒作战的关键时候,让我们签下请"战"书共同遵守抗击病毒的行为规范,遇到困难也不退缩,坚持到战"疫"最后,最后全班宣读请"战"书。

4. 课堂延伸

4.1 课后作业

让学生尝试戴上白手套开展学习生活, 看看会有什么发生?

引导学生思考: 手套是怎么变脏的?

白手套上留下了看得见的脏东西, 除此之外还有什么?

戴着手套方便吗? 如果不给大家带来不便, 我们需要怎么做?

推荐正确的洗手方式。

4.2 课后任务单

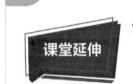

请同学们尝试一天都戴着白手套，看看有什么变化。

思考
手套是怎么变脏的?
白手套上留下的除了看得见的脏东西还有什么?
戴着手套方便吗? 那么如果给大家带来方便, 大家都要怎么做？

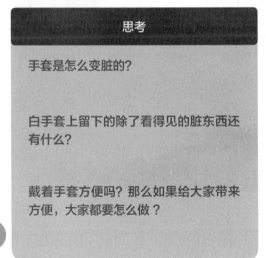

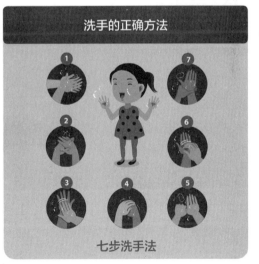

洗手的正确方法

七步洗手法

二、"疫"动的心——促进社会支持

1. 主题介绍

　　重大突发公共卫生事件的发生，会导致学生的人际环境和生活环境受到一定程度的影响，他们会在紧张的氛围中，体验到担心、紧张、焦虑及无助的感受，也有可能产生一些烦心事。新冠肺炎期间，大部分学生长时间隔离在家，只能通过电话、网络等线上方式相互联系，很多"心事"没有人倾听，回到学校后，见到许久未见的同学，有很多话想说，这期间的各种经历想要相互分享。此时，引导学生在交流中找到共同的经历，抒发自己心中相似的感受，可以帮助学生缓解心中的不适，感受到相互支持，更好地适应返校过渡阶段。

2. 教学目标

2.1 认知层面

　　新冠肺炎疫情期间虽然同学们暂时不能一起玩耍，回到学校也可能暂时不能频繁地接触，但是依然可以成为彼此的支持。

2.2 态度层面

　　积极融入班级，相信彼此，愿意分享自己的苦恼和提供支持。

2.3 行为层面

　　主动在班级和校园中建立相互支持的同伴关系，积极适应返校复课后的学习生活。

3. 课堂流程

3.1 课堂导入

　　引导学生回忆自己在这次重大突发公共卫生事件中，心情怎样？在此期间心情不好时，家人是怎样帮助自己的？在这次事件中，通过各种信息，你看到人们之间是怎样相互支持的？引入课程主题"疫"动的心。

3.2 主题活动一："疫"事播报

3.2.1 活动过程

请学生按座位前后组成四人小组，就疫情期间自己的所见所闻进行分享，引导学生分享自己的经历和感受，感受到和大家一起分享时的快乐。教师在开始之前强调相互尊重和支持。

3.2.2 活动分享

- 在疫情期间，我觉得最难过的事情。
- 在疫情期间，我觉得最有趣的事情。
- 在疫情期间，我觉得最感动的事情。
- 跟大家一起谈论这段时间的经历和感受。

3.2.3 课堂任务单

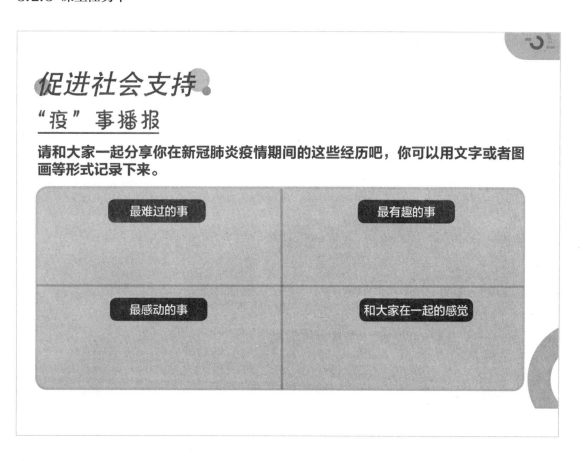

3.3 主题活动二："疫"动的心

3.3.1 活动过程

请同学们设想如果自己被隔离了将是什么状态,并通过图画和大家分享。教师要强调,图画不是考试,同学们以任何方式表达都可以,比如线条、色块或涂鸦。

请同学们设想如果真的有同学被隔离了,他的心情会是怎样的,此时你可以为他做点什么去支持和帮助他。教师要根据安全、科学的知识引导学生去思考可行的方法,使学生看到自己的支持。同时,由己及人,相信就算是同伴不能在自己身边,如果对方知道我的情况,会关心我,甚至会担心我的情况,也会积极想办法帮助我们。

3.3.2 活动分享

在隔离期间我的体验和感受是什么? 如果得知同伴被隔离了,我的感受是什么? 想要给被隔离的同伴支持和帮助,我可以做些什么?

3.3.3 课堂任务单

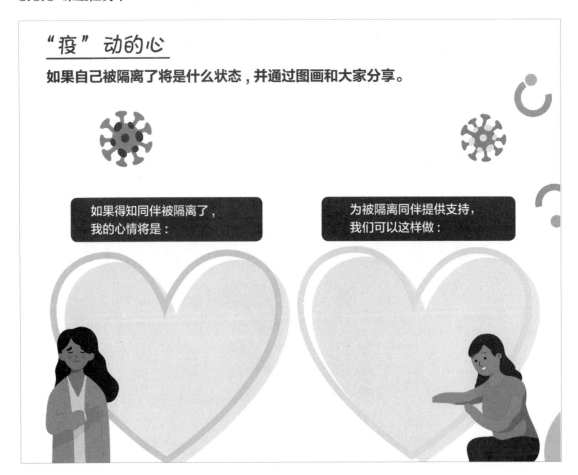

3.4 仪式性结束

以相互支持的歌曲，如《幸福的脸》作为本次主题的结束，让音乐催化同学之间相互支持，人与人之间相互支持的信念。

4. 课堂延伸

4.1 课后作业

观看社会公众支持疫区的信息，比如，"武汉，我们等你"，各地驰援的故事。制作自己的支持卡片。

4.2 课后任务单

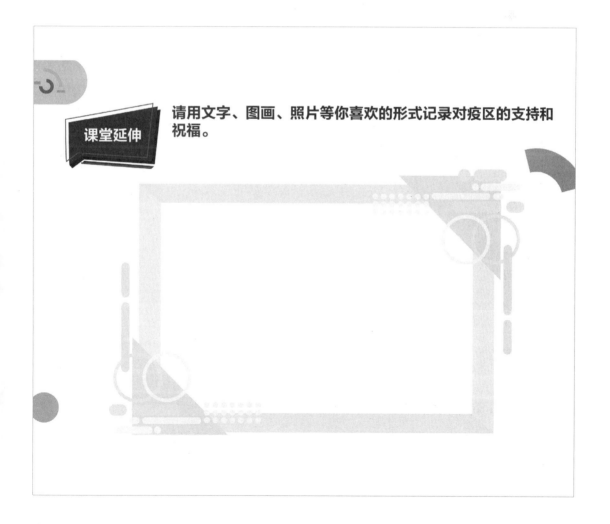

请用文字、图画、照片等你喜欢的形式记录对疫区的支持和祝福。

课堂延伸

三、"疫"渡曲线——表达经历

1. 主题介绍

在重大突发公共卫生事件中,学生会经历许多意想不到的事情,比如失去了和朋友团聚的机会、长期隔离在家,甚至丧失了亲人,体会到震惊、愤怒、恐惧、悲伤、焦虑、无力等感觉。小学生的情绪常常无法准确表达,就会反映在行为、身体和认知上,例如睡眠不好、上课不专心、容易攻击他人、闷闷不乐、学习成绩下降、食欲大变等,这些应激反应有时会自行消退,但有时没有得到老师和家长的理解,就会被误解为胡闹和不听话,甚至会加重学生的负面情绪。

引导学生看到这段特殊经历的积极意义,真实地去表达自己的内心感受,有助于学生从疫情的负面体验中恢复过来。

2. 教学目标

2.1 认知层面

认识到特殊经历的积极意义,了解每种情绪都有意义,知道合理表达情绪的作用。

2.2 态度层面

主动梳理新冠肺炎期间经历的积极意义,学习合理表达情绪体验。

2.3 行为层面

尝试正确表达自己的情绪体验,并学习用合适的方式表达情绪。

3. 课堂流程

3.1 课堂导入

3.1.1 分享与讨论

回顾之前课程的内容,营造温暖、安全的氛围。引入今天的主题、情绪。

3.1.2 热身活动: 音乐传情

老师准备轻快的纯音乐,柔软小玩偶一个,情绪卡牌每人一张。每位学生手上一张情绪卡牌,其中一位学生手上拿一个小玩偶，老师放轻快的音乐。音乐开始时向后传小玩偶，音乐停，由拿到玩偶的同学和其前后两位同学，分别分享最近有关自己手上那张卡片的情绪体验（如紧张、害怕、平静等），"我最近感觉害怕的事情是……"。重复2~3次，直到班上气氛比较活跃为止。通过这个热身活动，帮助大家整理并且分享最近的情绪体验。小玩偶比较柔软，拿在手上有安抚和亲近感，能帮助学生在轻松平和氛围中进入团体活动。

情绪卡牌

紧张

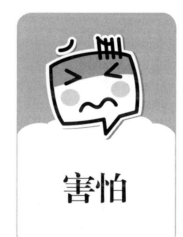

害怕

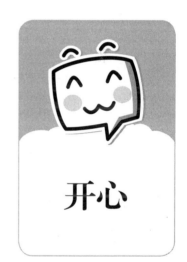

开心

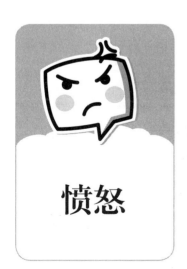

愤怒

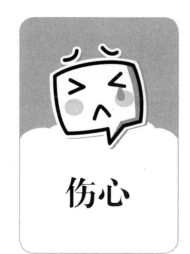

伤心

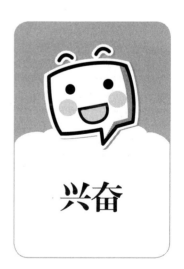

兴奋

3.2 主题活动一："疫"渡曲线

3.2.1 活动过程

通过"疫"渡曲线,回忆疫情期间发生的重要事情,这些事情可能让自己感到开心,感到难过,也可能只是很平静。

在横坐标上由左到右根据发生时间,标记重要的日期,如知道疫情那天、春节、开学、今天。该步骤重在梳理事件,可能学生记不清具体的几月几日,可以记成"爸爸不准看电视的那天""火神山医院建成的那一天"。而纵坐标上面是积极的情绪体验,下面是消极的情绪体验,程度越重就离横线越远。

请学生回想从疫情期至今,自己的心情变化。完成后,同桌相互分享。该环节旨在帮助学生整理情绪体验。提示学生关注重要日期前后,发生了什么事情以及自己的情绪。在组内分享中,学生可能看到大家有相似的情绪体验,直观感受到同伴间的联结。

3.2.2 活动分享

老师邀请学生分享自己的作品,并在过程中观察学生的情绪反应。请有相同情绪体验的学生举手,老师同理学生的感受,引导学生关注情绪体验。有的学生可能无法准确地命名情绪,老师可以提问进一步确认感受,帮助他们命名情绪。

你为什么选择这几个时间点记录下来?那时你的心情怎样?你是怎么调整你的心情的?看到这幅曲线图,你的感受如何?

表达经历

"疫"渡曲线

同学们,请想想疫情发生以来,哪些日子是很重要的时刻。请在下一页"我的情绪折线图"横线上由左到右标记几个重要的日期,比如知道疫情那天、春节、开学、今天。如果有一些其他的日期对你很重要(比如爸爸不准你看电视的一天),也可以标在横线上。

接下来,请你回想从疫情期至今,你的心情变化。横线以下的区域表示消极的情绪,横线以上的区域表示积极的情绪。根据时间,标注出情绪的起伏,就像画心电图一样。用各种颜色表示不同的情绪,写上情绪名称。写完后和小组的同学分享一下吧。

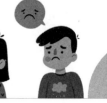

3.2.3 课堂任务单

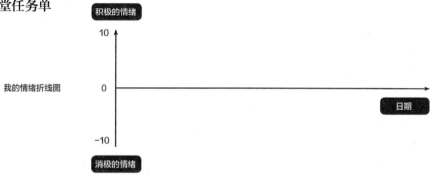

3.3 主题活动二: 心情色块图

3.3.1 活动过程

老师通过此环节,让学生运用色彩表达不同的情绪,用撕纸来宣泄情绪,用创作画来整合情绪事件,因此给学生较充分的时间创作。需强调这不是美术课,不要求画得很漂亮,只是画出自己的心情。老师要避免不自觉地把颜色和某些情绪联系起来,要尊重学生个性化的表达。

3.3.2 活动分享

- 分享自己的作品内容,邀请其他同学进行回应。说说你是怎样处理你的负面情绪的。

- 画作举例: 你的图画中积极情绪和消极情绪的比例,这些情绪背后你的收获是什么?

3.3.3 课堂任务单

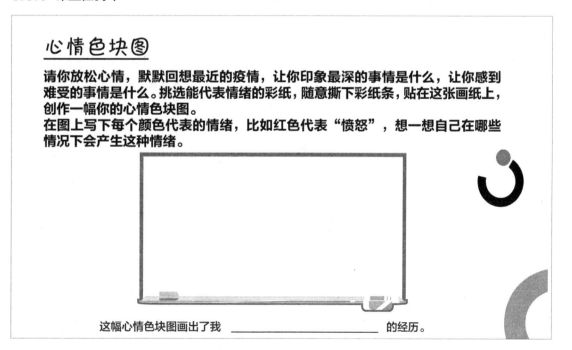

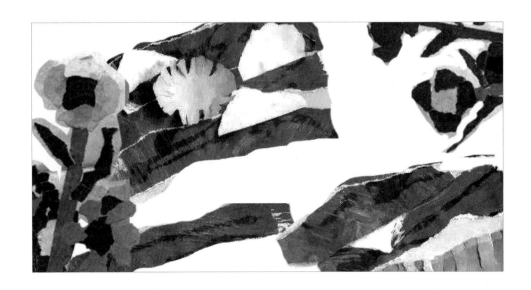

3.4 仪式性结束

进行力量冥想。邀请学生在另一张纸上写上在这次疫情中让自己最不舒服的事情，将它揉成纸团用力扔到垃圾桶中。回想在这次疫情中自己最感动、最庆幸或者最感激的是什么，双手半合放在嘴前，将所想到的感动、庆幸、感激的事情轻声向掌内对自己说，然后将双手交替紧贴在心脏上，告诉自己已由内心接下这份力量。

情绪丢丢乐

请在下一页纸上，写出这次疫情中让你最不舒服的事情，请用一句话表示。然后在老师的指导下，把此页撕下，使劲揉成一个纸团，用力扔进垃圾桶。

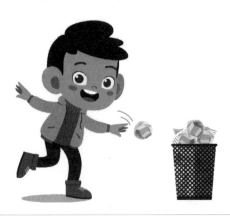

4. 课堂延伸

4.1 课后作业

本次课上老师带领学生进行了力量冥想, 也可以在课外结合放松训练进行想象游戏, 让学生练习用这种方式掌控身体, 调节情绪, 并且形成习惯。

4.2 课后任务单

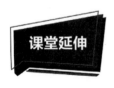

课堂延伸

想想课堂上老师带大家做的练习, 根据云朵上的指导语, 进行想象, 并做出相应的动作, 让自己放松下来, 练起来吧!

挤柠檬

想象两只手各握着一个柠檬, 你用力地把柠檬汁液挤出来……用力……再用力……直到你感到柠檬的汁液顺着你的手臂往下流……把柠檬扔掉!

飘落的羽毛

想象自己变成了一片轻飘飘的羽毛, 飘来飘去……慢慢地往地面飘落……突然变成一块大石头落到地上!

伸懒腰的猫

想象自己变成了一只猫, 伸个懒腰……

四、"疫"时战袍——提升效能感

1. 主题介绍

在经历重大突发公共卫生事件后，儿童解决问题的能力，应对困难的力量和信心，能够在身心安定后被唤起。在新冠肺炎居家隔离期间，儿童在家自己完成功课、努力配合疫情防控、帮助家人开展家务，有时还要照顾家人，有时同学们还可能充当家庭情绪调节员、开心果。在各种突发事件的应对中，小学高年级的学生都能展现出属于他们年龄或者超过他们年龄的能力，产生了积极的影响。所以我们帮助学生看到自己的力量，能降低其对疫情的担心和焦虑，增强战胜疫情的信心。

2. 教学目标

2.1 认知层面

认识自己在疫情面前不是绝对弱者，了解自己对抗疫情的力量。

2.2 态度层面

发现自身能动性，相信自己应对困难的能力，坚定战胜疫情的信心。

2.3 行为层面

充分发挥抗击疫情能动性，记住这种感觉以应对未来更多的挑战。

3. 课堂流程

3.1 课堂导入

3.1.1 分享与讨论

教师回顾之前课程的内容，强调情绪对人的重要性。然后展示提前准备好的学生照片（如疫情期间在家的照片），有的写作业，有的练钢琴，有的看新闻报道……引出话题，讨论每个人都是独一无二的个体，有着自己的特点和能量，每个人都很重要。

3.1.2 热身活动：我是什么动物

教师提问：如果你是一只动物，你会是什么，边说边模仿动物，并用一句话说出理由。邀请学生来分享，当有学生说到相同的动物时，教师可以做下连接，比如，一起模仿这个动物。待气氛热烈时结束。

3.2 主题活动一："疫"时战袍

3.2.1 活动过程

引导学生思考在新冠肺炎疫情期间，自己发挥了哪些优势去应对疫情，帮助家人及他人，并在"战袍"上写下来。

通过之前的活动和交流帮助同伴看到他在疫情期间已经展现的优势，再看看他还有哪些优势可以借鉴到对抗疫情中来，通过传递的方式帮他写在"铠甲"上。

邀请学生上台展示自己的"疫"时战袍，尊重学生的个人意愿，不勉强。

3.2.2 活动分享

● 引导同学分享下面的几个问题：看到自己的"战袍"是什么感受？

● 有没有自己没想到的地方？

● 邀请写下这一点的同学分享和回应：当你为别人写下优势的时候你想到了什么，你是什么感受？看到大家给自己写下的优势，有什么启发？

3.2.3 课堂任务单

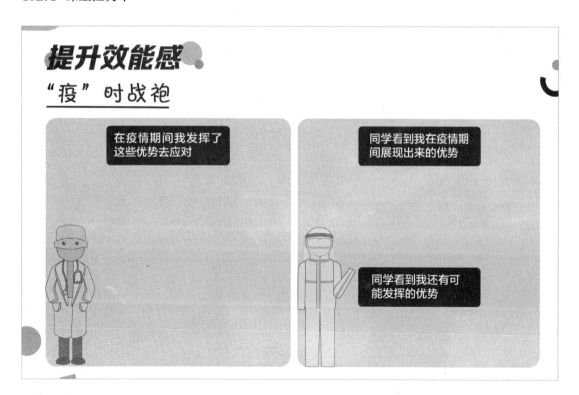

3.3 主题活动二: 镜中人

3.3.1 活动过程

- 学生两两一组, 面对面坐, 互相分享一件在新冠肺炎时期自己最值得骄傲的事情。

- 让学生把对方当成镜子中的自己, 并画下对方(镜中人)最有自信的表情和肢体动作。

- 将图画送给对方时, 能说出从对方充满自信的神情中看到的内容, 最欣赏或最羡慕的是什么。

鼓励学生在此活动中要尽量讲得详细一些。描述自己的成功经验能够唤起自己积极的情绪感受, 获得效能感。学生在倾听对方的故事时, 肯定和尊重学生, 可以问对方经历中有没有遇到困难, 又是如何克服困难的。因为同伴和朋友在小学中高年级的学生心中有着很重的分量, 当他们看到和自己相似的人通过努力获得成功, 会更加坚信自己有能力做得到。因为将对方当成了镜子中的自己, 学生会把自己投射在画中, 不去操控对方, 体验自己绘画表达的过程。这样在赠送画环节, 能由衷肯定对方自信的神情。

3.3.2 活动分享

学生上台展示自己收到的作品, 说说自己的感受。教师向学生们强调: "如果他们能做到, 你也能做到。"

3.3.3 课堂任务单

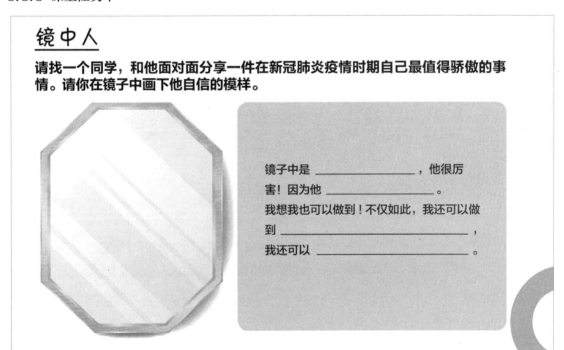

3.4 仪式性结束

老师为学生们拍下自己和《镜中人》作品的照片，同时为全班学生拍一个集体大合照，每个学生都摆出自己最自信的动作。准备一个班级画册，收集大家的《镜中人》作品和照片，作为班级文化展示。

4. 课堂延伸

4.1 课后作业

在课堂外进一步提升学生的自我效能感，日记是一个很好的办法。一方面可以学习记录自己的成功经验、积极事件，另一方面也能在记日记的过程中肯定自己，激活自己的能力。

4.2 课后任务单

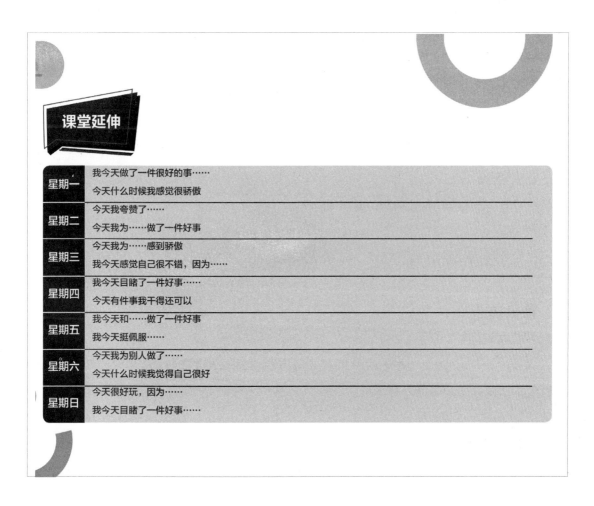

五、生命之力——生命教育

1. 主题介绍

　　小学中高年级学生对于生命中的困难和生活中的挫折可能还没有深刻的理解，新冠肺炎的发生，让学生看到生命的脆弱，从而感到伤心和害怕，甚至总是会担心发生不好的事情，这是危机，也是对学生进行生命教育的契机。我们将引导学生看到艰难困苦的时刻、突发的状况是生命中的一部分，但是我们自身都具有克服困难继续生活的能力和获取支持的智慧。同时，引导学生接纳生命中的不确定性，珍爱生命。

2. 教学目标

2.1 认知层面

　　虽然生活中发生了一些不好的事情，影响了正常的生活，但是我们还是可以努力地去克服困难，勇敢前行。

2.2 态度层面

　　接纳生活中存在的困难与挫折，愿意努力去应对。

2.3 行为层面

　　在生活中积极应对困难，困难时再坚持一下，积极主动寻求帮助。

3. 课堂流程

3.1 课堂导入

　　教师引导学生回顾上一课中找到自己的力量的内容，表达对学生力量的肯定，鼓励学生相信自己可以应对生活中的困难和挫折。

3.2 主题活动一：努力生长

3.2.1 活动过程

　　教师请同学们闭上眼睛，想象自己是土壤中的一粒种子，在教师的引导下慢慢长成一株小树苗。

引导语如下：

一粒小种子深藏在大地母亲的怀抱中。春天温暖的阳光透过泥土，使它慢慢苏醒。它在泥土中伸腿、抬头、起身，钻出泥土。突然，大地一阵剧烈的摇动，使刚刚钻出泥土的它，又被各种泥土、瓦块深埋在黑暗之中。它又努力着、努力着，用力冲破重重的重压。终于，它重新看到蓝蓝的天空、明媚的春光和大自然的广阔天地。

它看到和它一起冲出重压和黑暗的伙伴们。它们根植于大地，生而向上！

3.2.2 活动分享

- 是什么力量让小种子突破重重困难顽强地成长？

- 如果是我们，在经历磨难后该如何做？

3.2.3 课堂任务单

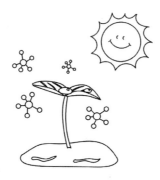

生命教育

努力生长

请跟着老师一起来扮演一颗顽强生长的小种子吧。大家在活动中感受到努力生长的力量了吧！

想一想：小种子顽强地冲破重重困难，长成一棵小树苗，享受阳光的照耀，是什么力量让小种子突破重重困难顽强地成长？又是什么力量，引导它懂得在经历磨难后该如何做？ 请在下面用文字描述或者涂色的形式表达这些力量。

3.3 主题活动二：我的生命力量

3.3.1 活动过程

"我的生命力量"吹画活动，由教师提前调配一些"树干"的颜料，一般有褐色和深绿色或黑色的墨水。在纸底端滴上一两滴颜料，纸张方向由学生自己决定，由学生用嘴沿着画纸从下往上吹气，形成树干，树干的形状也由学生决定，然后用彩笔点缀和装饰树干，使之成为一棵生命力旺盛的大树。最后把所有人的画作集中在一起，展示并讨论大树的完整生命历程。

3.3.2 活动分享

邀请学生分享完成吹画过程中的体验和感受，吹画过程中嘴巴很累但大家还是坚持完成等，生命过程要注意及时呈现给学生，让学生看到努力后能创造美丽，这是生命的力量。

大家可以做些什么事情去创造美好生活？像大树的生命历程一样，人的生命也有起点和终点。每个人的人生都具有独一无二的美好，联系上一点，引导大家讨论创造美好生活的方式。

3.3.3 课堂任务单

我的生命力量

接下来请用你的力量让生命的种子生根、发芽，开出美丽的花朵，我们知道这不容易，有时还无法掌握它生长的方向，但我们会努力让它生长成为一棵富有生机的生命之树，而且它独一无二，让世界更加的美丽。
请以一滴墨为"种子"，用你的气息吹出"生命之树"，再发挥你的创造力，用彩笔点缀这棵"生命之树"，让它开出"生命之花"。

3.4 仪式性结束

集中观看大家的画作,引导学生感受融合每一个人的力量可以创造神奇的美丽图画,感受每个人顽强的生命力量。播放《怒放的生命》作为背景音乐。

4. 课堂延伸

4.1 课后作业

想想生活中有哪些人在守护我们的生命,为我们提供阳光雨露,滋养着我们。

4.2 课后任务单

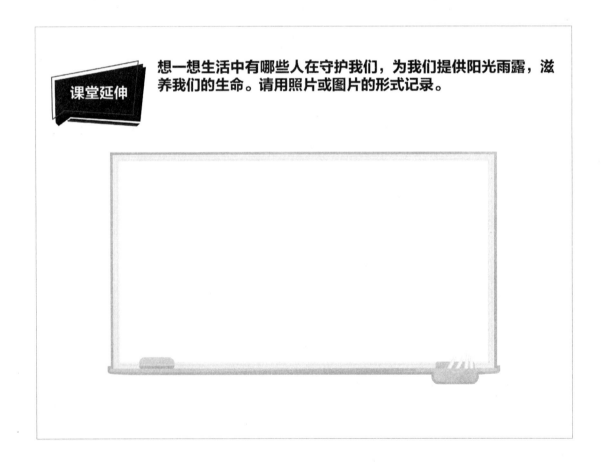

六、"疫"后蓝图——构建希望

1. 主题介绍

前几个单元我们已经引导学生重建安全感、强化社会支持、整理了经验与情绪，发现了自己的生命力量，本单元我们将着眼未来，帮助学生在心中种下希望的种子，通过回顾人类战胜新冠肺炎中的英勇故事，看见人性的光芒，树立生活的希望。

2. 教学目标

2.1 认知层面

认识到只要我们万众一心，就必然能够战胜病毒，坚持生活的希望，总有美好的未来。

2.2 态度层面

发扬战胜病毒的精神，相信办法总比困难多，热爱生活，敬畏生命。

2.3 行为层面

积极面对学习和生活中的困难，有方法、有策略地去克服。

3. 课堂流程

3.1 课堂导入

教师收集本次疫情中，展现出努力、善良、团结、顽强等优良品质的故事或人物。引导学生看见在战胜新冠肺炎过程中的人性光芒，总结各人群在战胜疫情中展现的伟大精神，引导学生铭记万众一心、众志成城战胜困难的必然性。

3.2 主题活动一: 写给未来的历史

3.2.1 活动过程

引导学生记录关于战胜本次新冠肺炎疫情的典型故事，在此过程中学生在应对困难中感受到生命的力量、人性的光辉。这封信是写给未来的，要树立对未来的信心和希望，引导学生认识到未来也会遇到困难，但是我们有一定能战胜它的信心，为学生赋能。

3.2.2 活动分享

记录这段历史,你有什么感受? 这对未来有什么启发?

3.2.3 课堂任务单

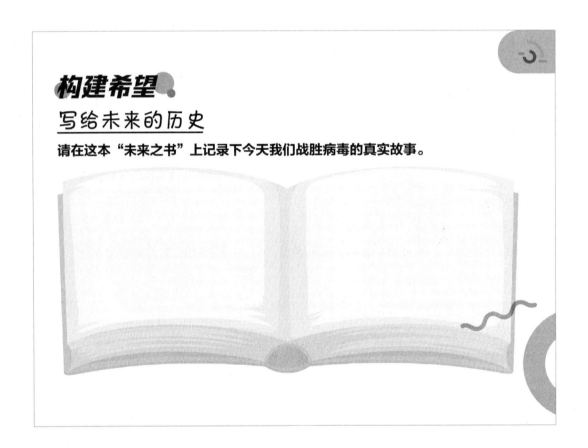

构建希望

写给未来的历史

请在这本"未来之书"上记录下今天我们战胜病毒的真实故事。

3.3 主题活动二:"疫"后蓝图

3.3.1 活动过程

此活动是在新冠肺炎疫情后"第一课"最后一个活动,教师提前准备一张大白布和彩笔等材料,让全班同学一起创作新冠肺炎疫情过去后,关于未来的蓝图。

3.3.2 活动分享

你在这张蓝图里面贡献了什么? 为什么?

看到这幅蓝图,你想说什么?

由班长带领大家创作一句祝福班级,写给未来的口号。

3.3.3 课堂任务单

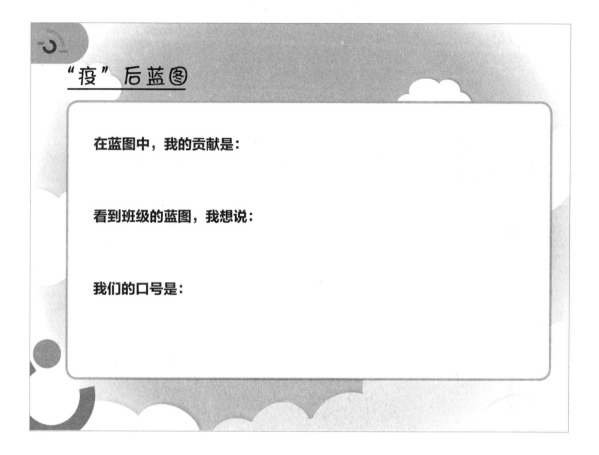

3.4 仪式性结束

全班拉着"蓝图"，每人依次喊出一句祝福的话，最后全班同学一起喊出班级口号作为本次课程的结束。此活动可以同唱班歌或者适合的歌曲为背景，创设良好的氛围，比如《最初的梦想》等。

4. 课堂延伸

4.1 课后作业

庆祝活动。对学生一直以来的参与表示肯定，庆祝教师、同学们一起完成了这次学习！为大家的坚持、勇敢、梦想、力量欢呼！让每位学生去设计自己的"通关证书"，祝贺他们勇敢地走过了这段独特的人生旅程！虽然人生的漫漫长路难免波澜起伏，但同学们看到了自己的力量和韧性,会在今后人生路上走得更加坚定!

4.2 课后任务单

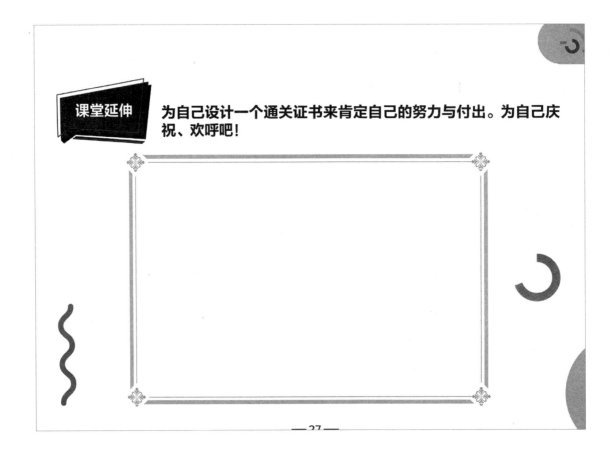

第 5 章

初中阶段儿童疫情后的心理重建课程

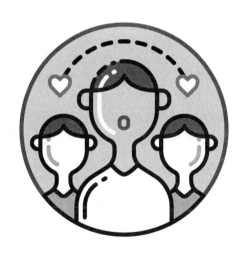

一、"疫"路平安——重建安全感

1. 主题介绍

　　面对新冠肺炎疫情这一重大公共卫生突发事件的侵袭，很多中小学生出现恐慌、害怕、焦虑，甚至寝食难安等症状及情绪反应，心身安全及健康受到严重威胁和挑战。疫情过后，同学们终于可以重回校园，但对疫情可能依然心有余悸。环境是否安全？病毒会不会卷土重来？我该如何与人相处？会不会有其他次生灾害？各种各样的担忧及诸多不确定因素的困扰，都可能影响着学生内心的安定。通过系列心理辅导课程，帮助学生尽快重建安全感，早日回归正常生活学习轨道，应是开学第一课的第一要务。

　　初中学生具有一定的信息搜索能力和判断能力，多种方式协助他们正视疫情影响、了解疫情相关信息、感受各界关爱支持，将有助于他们缓解焦虑，增强积极应对疫情的信心，重建安全感，在摆脱困境中实现新的成长。

2. 教学目标

2.1 认知层面

　　了解新冠肺炎疫情传播及防控的基本常识，理解全民勠力同心抗击疫情的行动和决心。

2.2 态度层面

　　正视疫情，积极防控，坚定彻底战胜疫情的信心。

2.3 行为层面

　　学习相关知识，掌握应对方法，做好安全防护，顺利回归校园。

3. 课堂流程

3.1 课堂导入

3.1.1 分享与讨论

　　教师可提前准备好"欢迎同学们重归校园"等板书或条幅，营造欢迎同学们重返校园的温馨氛围。教师可真诚表达，疫情过后，与同学们在课堂重逢的喜悦，对同学们积极配合疫情防控工作并安全回到校园表示肯定和关切。

重归校园，同学们可能面临哪些新的挑战和困扰呢？希望我们可以一起来积极应对，早日重启新的诗篇。

3.1.2 热身活动：我很好

教师说："同学们，你们好吗？"同学们回答"我很好"，重复3次。

教师可以引导学生，在一次次问答的过程中，思考"我很好"背后的意义。

3.2 主题活动一：知多少

3.2.1 活动过程

全班同学分成4个小组，小组讨论以下问题：

- 影响知多少：对于新冠肺炎疫情的担忧。

- 成因知多少：有关新冠肺炎疫情传播的基本常识。

- 预防与应对知多少：新冠肺炎疫情预防和应对的措施。

- 社会温暖知多少：新冠肺炎疫情防控中的积极信息和可用资源。

3.2.2 活动分享

邀请小组代表讨论分享，并邀请同学们分享在本次讨论中自己的收获和感受。

3.2.3 课堂任务单

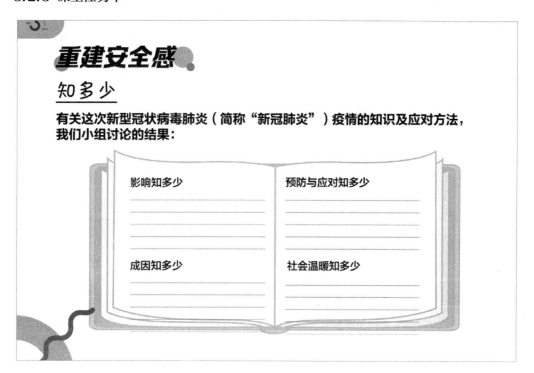

3.3 主题活动二: 成功雕塑

3.3.1 活动过程

　　小组成员发挥自己的创造力, 所有成员用身体姿态共同创作一座"成功雕塑", 这座雕塑是为了纪念我们成功应对本次重大公共卫生事件新冠肺炎疫情而创作, 它可能是你看到的一个人群的雕塑, 也可以是一件支持事件的雕塑。小组成员共同探讨, 这座雕塑蕴含的意义和要向大家传递的精神是什么, 最后通过"成功雕塑"的展示与全班分享。

3.3.2 活动分享

- 我们的"雕塑"要展示的是什么?

- 我们小组的"成功雕塑"是怎样创造出来的?

- 在这个过程中大家都分别贡献了什么?

- 看到全班的"成功雕塑", 对你有什么启发?

3.3.3 课堂任务单

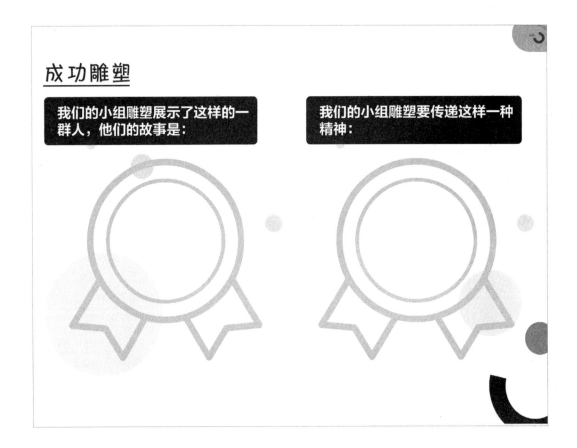

3.4 仪式性结束

请每个小组喊出自己的"雕塑精神"，最后以班级口号结束课程，比如"疫情吓不倒勇敢的八班""万众一心，抗击疫情"等。

4. 课堂延伸

4.1 课后作业

请同学们记录，自己身边的人积极应对这次新冠肺炎疫情的方法。

4.2 课后任务单

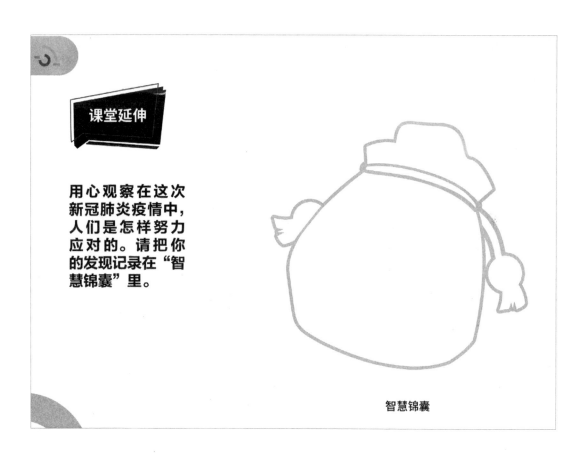

课堂延伸

用心观察在这次新冠肺炎疫情中，人们是怎样努力应对的。请把你的发现记录在"智慧锦囊"里。

智慧锦囊

二、心手相牵——促进社会支持

1. 主题介绍

进入初中阶段, 学生逐渐从对父母的依赖开始转向同伴之间的陪伴, 在遇到问题时更愿意与同伴倾诉, 寻求同伴的支持。在这次新冠肺炎疫情中, 他们可能有很多相似的经历与感受, 疫情过后也可能有相似的困惑和不适, 同伴之间能更好地相互理解, 产生共鸣。在这种共鸣中, 学生会感受到自己并不孤独, 感受到自己是被理解、被接纳的。

本课将通过主题活动促进学生彼此间的互动和联结, 在良好的同伴支持下积极地自我调整, 以适应当下的特殊状况。

2. 教学目标

2.1 认知层面

了解自己和同伴都会在需要的时候尽可能去支持和帮助对方。

2.2 态度层面

相信同伴能在需要的时候支持自己, 坚信自己有支持他人的能力。

2.3 行为层面

需要时能主动寻求同伴的支持, 在学习、生活中主动成为他人的支持。

3. 课堂流程

3.1 课堂导入

3.1.1 分享与讨论

老师真诚地表达在这次重大突发公共卫生事件中的感受, 表达对班级所有同学的关心及全班能够一起面对当下的信心, 创设良好的氛围, 引导学生之间相互表达支持。

3.1.2 热身活动: 有你真好

请同学们在5分钟内与全班同学握手问好, 与每一个同学问好时都相互真诚地表达一句"感谢陪伴, 有你真好"。此处可以播放同学们喜欢的关于友情的歌曲作为背景音乐, 以营造切合主题活动的课堂氛围。我们也可以选择大家熟悉的《朋友》的伴奏作为背景音乐。

3.2 主题活动一: 风中柳

3.2.1 活动过程

以8~10名同学为一个小组，围成一个圈，由一个小组成员扮演"风中柳"站在圆圈中间，扮演"风中柳"的同学双手交叉搭放在肩膀上，当活动开始后尝试让自己像"风中柳"一样倾倒，而其他小组成员要尽小组全力不让"风中柳"倒下，除了身体状况不允许或者有其他特殊情况的同学，每个同学都尽量体验"风中柳"的角色。

在活动正式开始前，需要全体承诺在此活动中会全力以赴保护"风中柳"，比如，"我承诺，在'风中柳'的活动中，我会全力以赴保证每一位同学的安全，承诺人王平、李燕……"，要保证每个同学完成承诺。

扮演"风中柳"的同学宣布："我是风中柳，请各位同学支持我，让我不被风吹倒。"其他同学齐声说："你的安全由我们守护！"即可开始活动。

注: 对于正处于青春期的初中生来说，做类似有肢体接触的活动前，需做好学生的动员引导工作。

3.2.2 活动分享

以小组为单位展开讨论分享:

- 站在圆圈中心作为"风中柳"时，你的感受如何?
- 当你作为圆圈中的保护者时，你是怎么做的?
- 这个活动对我们应对疫情影响，有怎样的启发?

3.2.3 课堂任务单

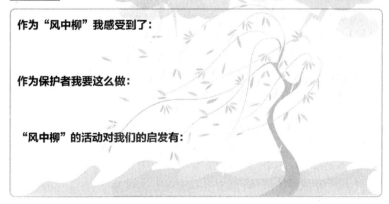

促进社会支持

风中柳

作为"风中柳"我感受到了:

作为保护者我要这么做:

"风中柳"的活动对我们的启发有:

3.3 主题活动二: 千言万语

3.3.1 活动过程

请教师准备一张大白纸或者大白布及彩笔, 请全班同学在上面画出自己的手掌, 并且在上面写一句对班级的祝福, 签上自己的名字。

3.3.2 活动分享

全班同学一起快速分享对班级的祝福, 一位同学完成后邀请另一位同学分享自己的感受, 依次进行。

3.3.3 课堂任务单

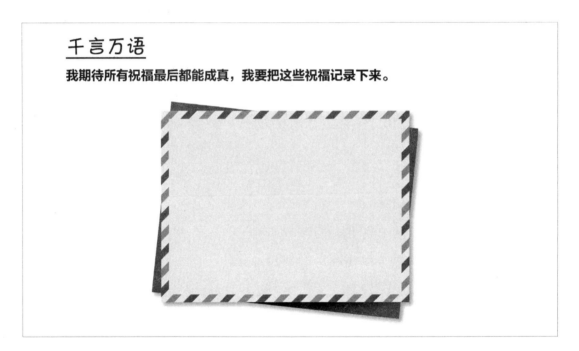

3.4 仪式性结束

教师带领全班同学喊出一句班级口号, 结束本次课程。

4. 课堂延伸

4.1 课后作业

请同学在课后继续发现那些在这次新冠肺炎疫情防控过程中支持和帮助过自己的人, 以及在未来的学习和生活中能够支持自己的人, 并用绘画和拼贴照片的形式建立自己的"后援部队"。

4.2 课后任务单

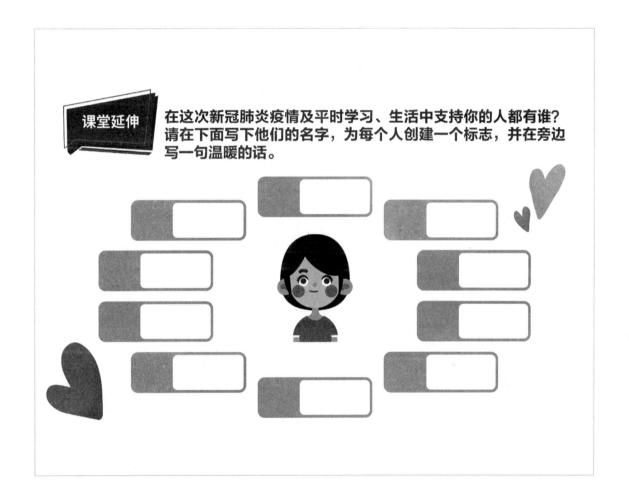

三、"疫"路坎坷——表达经历

1. 主题介绍

面对新冠肺炎疫情的侵袭，同学们可能经历了一些与以往完全不同的事情，体验到一些不平常的感受。返校复课时，虽然疫情已经得到控制，但危机可能依然存在，这会直接影响同学们的内心体验，容易出现害怕、担忧、焦躁不安等负面情绪，以及人际困难、不想上学、嗜睡、易怒、不能安心学习等症状反应。

初中生正处于青春期，很容易压抑自己的情感，不愿意表达自己的真实感受。本次课程将通过绘画活动，对情绪进行有效的呈现和梳理，促进学生对于重大事件的内在表达，帮助学生获得接纳和支持。

2. 教学目标

2.1 认知层面

知道在重大疫情发生后，出现恐慌、焦虑、担忧、害怕甚至寝食难安等情绪是人的正常反应，积极表达、梳理情绪有助于身心健康发展。

2.2 态度层面

认可特殊经历的积极意义，接纳自己可能出现的负性情绪，愿意积极调整情绪，应对现实生活、学习中的挑战和困境。

2.3 行为层面

允许自己在这段特殊经历中拥有一些不愉快的情绪和感受，学习主动表达和管理自己的情绪。

3. 课堂流程

3.1 课堂导入

3.1.1 分享与讨论

邀请同学分享完成上一次主题课堂延伸内容的过程和感受，在安全的氛围中引出本次课的主题。引导学生自然地表达关于重大疫情事件的经验,并在经验分享中发掘积极的力量。

3.1.2 热身活动: 身体雕塑

同学两两一组,一人扮演"雕刻家",一人扮演"雕像",两人轮换扮演这两个角色。"雕刻家"要按照老师给出的主题完成"雕像"。老师可以给出一些与这次新冠肺炎疫情相关的主题。比如,害怕、恐慌、坐立不安、难过、无助等负性情绪;也可以包括坚定信心、力量、温暖、成长、彩虹等一些积极词汇。在此环节我们也可以引导同学观察,即便同一个词语,大家的表达也可能完全不同。每一种表达都是可以的,没有对与错,积极表达即可。

3.2 主题活动一: 我的经历

3.2.1 活动过程

引导学生通过绘画方式,描述自己在这次新冠肺炎疫情中的特殊经历,通过"发生前"、"发生中"、"发生后"和"现在"这几个主题去回顾和表达自己的经历。

引号里的内容由学生自由填充或者重新为这些经历命名。教师要密切关注到能够让学生感受到社会支持、人际关怀及自身力量的那些积极的经历,并且及时强化和放大这些感受。同时对失去亲人、感染疫情、疑似病例及接受隔离等特殊情况的同学要给予及时的关注和支持。在绘画前也可以邀请1~2名同学进行分享,从而引导同学积极表达自己的经历。

3.2.2 活动分享

可以通过小组分享的形式,邀请同学通过画作去分享自己的经历,教师引导同学看到这些经历中积极的意义。小组分享时,本着自愿分享原则进行,不可强求。引导学生善于聆听,懂得尊重、包容和支持。

3.2.3 课堂任务单

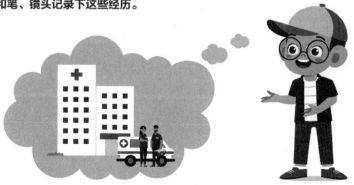

表达经历

我的经历

在新冠肺炎疫情中,有很多难忘的记忆和感受,这些都是属于你的独特经历,请用纸和笔、镜头记录下这些经历。

3.3 主题活动二: 我的情绪盒子

3.3.1 活动过程

引导学生用绘画方式表达自己在新冠肺炎疫情事件中的感受体验。教师在过程中不去关注学生画得好坏,也不要干扰学生画什么。在这个过程中,引导学生不要在意画面是否具有美感,不去比较,而是尽情去表达。尊重和接纳每个学生的不同表达。

3.3.2 活动分享

在处理情绪之前引导学生去分享自己不舒服的感受。通过小组分享,引导同学认识到经历这样一次重大公共卫生事件后,出现一些负面情绪体验是正常的反应,并不是自己独有的,无须感到自责、愧疚和不安,学会接纳自己的负面情绪体验,并学习积极梳理、转化。

引导学生思考:

在过去居家防疫特殊时期里,自己曾有过哪些负面情绪? 这些情绪对自己有怎样的保护意义? 现在,你想怎样去处理和转化这些负面情绪?

回顾在这次疫情防控过程中,曾有过哪些积极的情感体验? 这些体验对自己又有着怎样的意义? 你愿意用哪些积极感受去装饰自己的情绪盒子?

引导学生分享积极的体验,促进学生在相互的积极经验中获得更多的启发,感受到自身的力量和资源。了解在未来的生活、学习中也会遇到一些不容易的事情,那我们要来想想自己这个积极感受的盒子所拥有的力量与资源,从而提升学生耐挫力。

3.3.3 课堂任务单

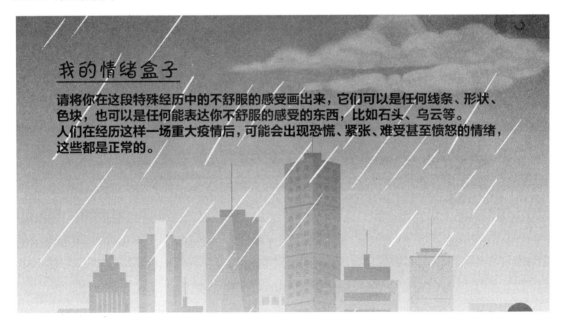

我的情绪盒子

请将你在这段特殊经历中的不舒服的感受画出来,它们可以是任何线条、形状、色块,也可以是任何能表达你不舒服的感受的东西,比如石头、乌云等。
人们在经历这样一场重大疫情后,可能会出现恐慌、紧张、难受甚至愤怒的情绪,这些都是正常的。

在这次特殊经历中，你还体验到了哪些积极的感受？这些感受既可以来自家人的支持，老师、同学的关怀和帮助，也可以来自自身的勇敢、敏捷、机智等。下面请你把那些能给你积极感受的物件放在"我的情绪盒子"里面，当你需要的时候随时拿出来看看这个情绪盒子，让它带给你力量！

（此页可撕掉）

3.4 仪式性结束

请每个同学用一句话或者一个简单的动作表达此时的感受，最后教师总结，引导学生看到在这次新冠肺炎疫情防控过程中大家的感受有好、有坏，请大家接纳自己的各种情绪体验，调整自己的情绪状态，以更好的状态投入到未来的学习生活中。

4. 课堂延伸

4.1 课后作业

课上学习的情绪表达方式，尝试在生活中使用。比如用绘画方式记录自己的心情日记等，也鼓励同学发现更多合理表达、处理情绪的方法。

4.2 课后任务单

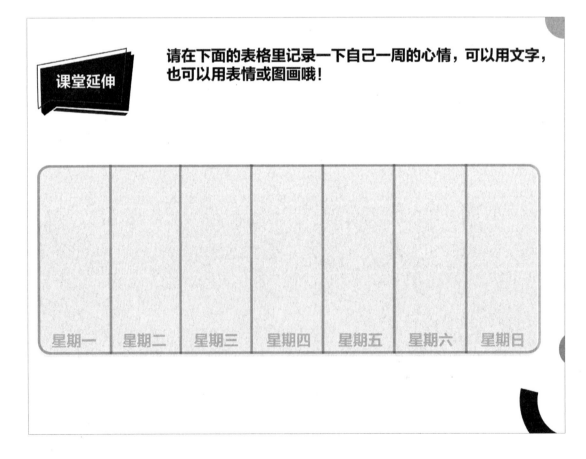

四、发现我的力量——提升效能感

1. 主题介绍

这次新冠肺炎疫情重大公共卫生事件发生后，学生虽然会因疫情的冲击和各种不确定因素的影响而感到紧张、不安，但作为初中生的他们已能够在这样的特殊时期有所担当。引导他们在协助他人恢复正常工作、生活、学习秩序过程中，发现并体验到自身的能量和价值，逐渐恢复自己对生活、学业的掌控感，提升自我效能感。

2. 教学目标

2.1 认知层面

认识到自己和集体在重大疫情防控过程中拥有的能力和力量。

2.2 态度层面

相信自己和集体有能力积极应对人生中的各种挑战。

2.3 行为层面

充分发掘自身和集体的能量，积极主动应对困境和挑战。

3. 课堂流程

3.1 课堂导入

3.1.1 分享与讨论

教师课前收集同学们在疫情防控期间或日常生活中表现自身能动性的事件，包括参与志愿服务工作、协助家人做家务、自主管理假期学习时间、通过多种形式开展新冠肺炎疫情防控科普宣传等，引导学生建立积极的自我意识，回忆和思考自己在这次重大疫情防控过程中已经提供的支持和还可以贡献的力量。

3.1.2 热身活动

以小组的形式，大家背对背围圈坐在地上，大家在不用手支撑地的前提下，要利用相互支持的力量一起站起来。

3.2 主题活动一：为你点赞

3.2.1 活动过程

以小组形式进行，大家坐成半圆形，圆心放一把椅子，小组成员依次作为主角坐在中间椅子上，接受组员对自己的评议、点赞。

强调小组成员要真诚地相互支持，帮助彼此看到自身应对困难的力量和资源。认真回忆同学在本次疫情防控过程中做得好的地方，然后根据他平时在学习生活中表现出来的特点，帮他发现还可以贡献自己的什么力量，每个同学的反馈尽量不要重复。每个同学说完，小组成员都要一起说："某某某，我们为你点赞！"

3.2.2 活动分享

- 听到同伴反馈自己在疫情防控过程中做得好的地方时，有什么感受？
- 通过同伴知道自己还可以有所贡献时，是什么感受？
- 发现别人做得好的地方时，有什么感受？
- 通过赞美活动，对自己和同伴有哪些新的了解？

3.2.3 课堂任务单

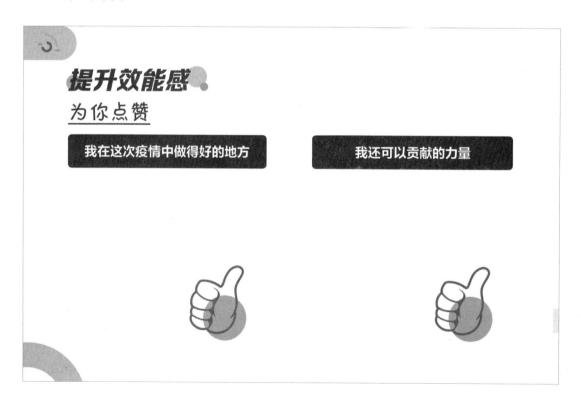

3.3 主题活动二: 备战风暴

3.3.1 活动过程

教师讲述故事背景, 小组成员在出海旅行途中一方面遇到机械故障无法正常行驶, 一方面传来预警, 海上风暴即将抵达。在此危急时刻, 我们要确保所有人都平安回到岸上, 每个人要怎么做, 才能最大可能实现这个目标。

3.3.2 活动分享

在这次备战风暴中你和同伴分别扮演的是什么角色?

在备战中, 你给予了船上其他人什么帮助和支持?

在备战中, 你获得了船上其他人的什么帮助和支持?

当你们成功回到岸上时, 你会怎样告诉你的亲朋好友你们成功应对风暴的故事? 你想告诉他们什么?

3.3.3 课堂任务单

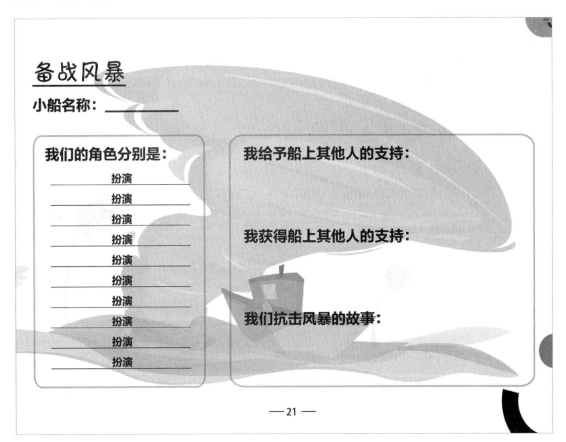

101

3.4 仪式性结束

每个小组为自己的小船起一个名字，小组讨论后为自己打气，并喊出"XXX（小船名字）成功返航"。

4. 课堂延伸

4.1 课后作业

请同学们收集更多关于应对重大公共卫生事件时可以互帮互助的方法，并且将这些方法记录下来形成"助人锦囊"，供自己和他人需要时参考、借鉴。

4.2 课后任务单

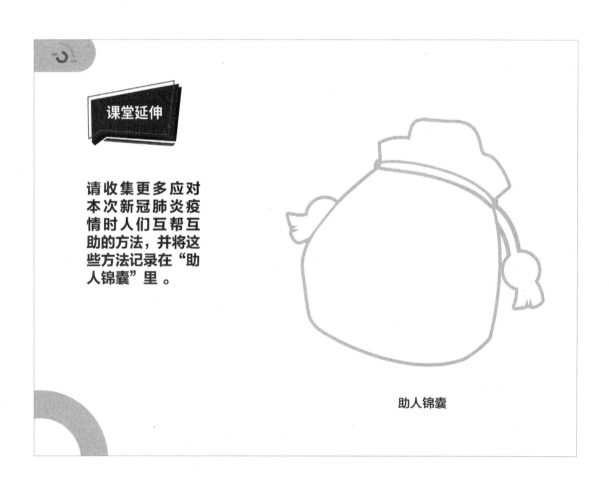

五、智慧选择——生命教育

1. 主题介绍

重大公共卫生事件发生一般都具有突发性，人们在毫无心理准备的前提下仓促应对，有的人恐惧、害怕，有的人麻木、轻视，有的人积极、乐观，还有的人英勇、无畏。新冠肺炎疫情也在人们毫无准备的情况下发生了，此刻有人选择隐瞒病情，有的人选择主动就医，有的人选择逃离疫区，有的人选择奔赴武汉，有的人不计回报地为疫区提供支持，他们为什么会这样做？如果是我，我又会怎样做？这些答案都影响着初中阶段青少年人生观、生命观的发展。初中学生正处于发展对生命思考的年龄，"我是谁，我为什么而活，生命的意义是什么？"本次课程希望通过探讨新冠肺炎疫情中，人们不同应对方式，启发学生树立思考人生价值的意识，去探索生命的意义。

2. 教学目标

2.1 认知层面

认识到新冠肺炎疫情的发生为我们提供了一个去思考生命的契机，不同的行为会给人带来不同的感受，我们可以选择自己的行为。

2.2 态度层面

建立思考生命的意识，从新冠肺炎疫情的见闻中去思考面对生命的不同选择。

2.3 行为层面

思考生命的意义，学习做一个有温度、有爱的人。

3. 课堂流程

3.1 课堂导入

播放武汉市民在居家隔离期间自发歌唱《国歌》和《我和我的祖国》的视频，教师简单引导学生思考在面对困难的时候，人们应对挑战时的选择引入主题。老师还可以选择一些疫情期间创作的歌曲等素材作为课堂引入。

3.2 主题活动一："选择"的背后

3.2.1 活动过程

播放《2020年元宵节特别节目》诗朗诵《你的样子》，通过讨论和分享，引导学生去思考故事里的选择。注意关于生命价值的话题，并不能一蹴而就，在此我们想引导学生培养思考生命的意识，而不是探讨话题的对错。

3.2.2 活动分享

- 听了这首诗朗诵，你是什么感受？
- 诗歌里这些人做出最后的决定之前会有哪些思考？你怎么看待他们的选择？
- 此刻你想对他们说一句什么？

3.2.3 课堂任务单

生命教育

"选择"的背后

1. 听过诗朗诵《你的样子》，我的感受：

2. 这些"逆行者"的选择，意味着什么？

3. 此时，我想对他们说：

3.3 主题活动二："冷"与"暖"

3.3.1 活动过程

我们在这里将在新冠肺炎期间所见所闻暂且分为两大类：一类是我们知道后，让我们内心产生心寒、生气、愤怒及可怕等消极体验的事件；一类是我们知道后，让我们内心产生温暖、开心、感恩、感动等积极体验的事件，我们按"冷""暖"区分。以小组的形式展开讨论，并记录在大白纸上便于记录和在班级分享。

3.3.2 活动分享

- 请小组代表分享"冷""暖"区的事件。
- 请大家思考在"冷""暖"区的事件，分别有哪些特点？

● 关于"生命的意义是什么？""我要成为什么样的人？"，"冷"与"暖"活动给了你什么
启发？

3.3.3 课堂任务单

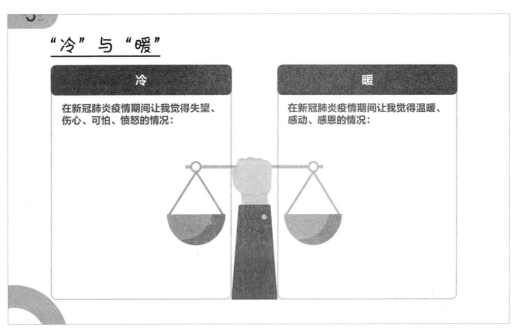

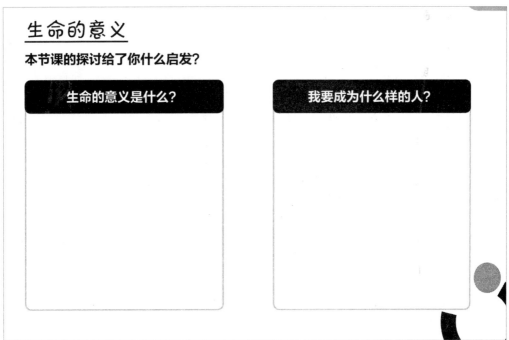

3.4 仪式性结束

　　教师总结本课程学生的分享，给予学生肯定和支持，表达很开心。大家都希望成为有温度、有爱的人。若期间有学生产生了不同的答案，也不要急于反驳，表达对该同学积极思考人生意义的肯定，然后在今后的教学工作中去产生影响。全班哼唱《爱因为在心中》或者选择适合的新冠肺炎期间的歌曲结束本课程。

4. 课堂延伸

4.1 课后作业

　　了解历史上的其他疫情故事，如伍连德的故事，与家人、同学议一议生命如何才能绽放价值，生命的长度与厚度该怎样定义。

4.2 课后任务单

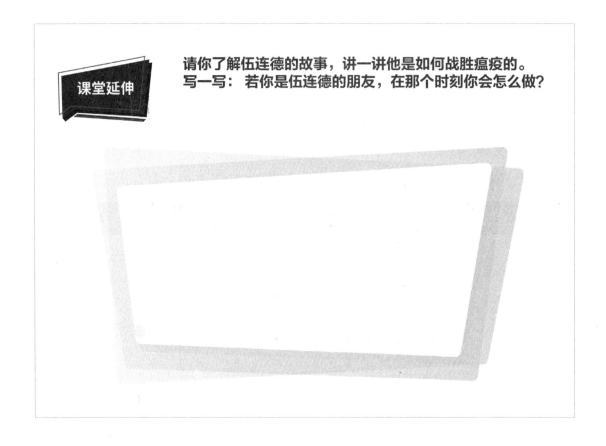

课堂延伸

**请你了解伍连德的故事，讲一讲他是如何战胜瘟疫的。
写一写：若你是伍连德的朋友，在那个时刻你会怎么做？**

六、绿色家园——构建希望

1. 主题介绍

　　重大公共卫生突发事件危急、危险,它考验着每一个人的生命抗挫力,也促使每个人思考安全舒适的家园究竟要怎样去创造、去守护。在前面几个单元中,我们引导青少年重建安全感,协助他们梳理、表达在新冠肺炎疫情防控中的经历和感受,启发他们思考生命的意义。本节课将着眼未来,引导学生思考突发事件之后,如何在危险中破除积弊,创造更加积极、美好的生态"安身、安心、健心",共建绿色人文和谐美好家园。

2. 教学目标

2.1 认知层面

　　认识要拥有更美好的生存条件和生活环境,人们要学会平衡人与人、人与社会及人与自然的关系。

2.2 态度层面

　　树立平衡各种关系的态度,积极创建各种平衡的关系。

2.3 行为层面

　　思考平衡人类与自然和谐相处的办法,努力创建美好的环境。

3. 课堂流程

3.1 课堂导入

　　话题讨论:"人际关系"与"生命安全"。

　　在新冠肺炎疫情初期,还有很多人不知道疫情的严重性,还有人因为自我乐观偏差会抱着侥幸的心态。当我们和家人去讲解安全措施的时候,你可能也遇到过一些困难。不管是面对不爱戴口罩还要出门逛的家人,还是快过春节了一定要来串门的亲朋好友,想要劝说他们,一不小心就会引起一场"口舌大战",还可能引发"家庭矛盾","断送"与亲朋好友的感情。虽然后来大家都意识到了疫情的危险,陆续加入战"疫"。

在疫情期间你身边有没有发生类似的事件，当时发生了什么？

想一想：如果现在你遇到了这样的情况，你要怎样做才能更好地去平衡"人际关系"和"生命安全"之间的关系？

引导学生思考"当某些人为满足口腹之欲"而造成病毒传染危险时，谁能站在岸边旁观，幸免于难？如果我们都处于风暴之中，如何做到"不要浪费生命中的每一个危险时刻"，这场疫情究竟能够让我们收获什么，青少年如何建设好未来家园呢，由此导入新课。

3.2 主题活动一：平衡之家

3.2.1 活动过程

根据班级需要分组。教师为分组提供一盒钉子（10厘米左右，注意活动前进行安全讲解），讲解游戏规则，要求用1根钉子顶起12根钉子。

具体规则：

先把1根钉子尖的那头插在盒子的孔上，使这根钉子直立；然后把其他的12根钉子放在直立的那根钉子上，这12根钉子只能碰到任何一根钉子，不能碰到其他的任何东西。学生在桌子上或地上都可以，只按要求把12根钉子放在1根钉子上就可以了。 不可以使用外力、暴力。

如图所示：

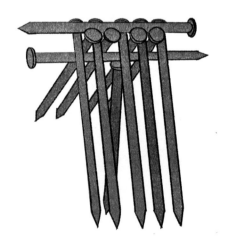

3.2.2 活动分享

引导学生按组分享感受和启发。教师总结学生感受并引导"只有均衡地分担力量，才能形成系统平衡。这个整体中，有一点的平衡被打破，平衡系统将不复存在，就像这次的疫情一样，有一个人不遵守社会规则，那么整个系统（国家）都会受损。而我们每个人都不能幸免于'疫'，因此人与人之间的社会生态、人与自然之间的环境生态都要'尊重彼此、互相制约'"。

3.2.3 课堂任务单

构建希望

平衡之家

"平衡之家"给你的思考是什么？

1. 尝试是否成功，原因是：

2. 你觉得这个游戏与这次新冠肺炎疫情的共同之处是：

3. 你的思考是：

3.3 主题活动二：生态之家

3.3.1 活动过程

按班级实际情况分组，播放音乐《我爱我的家》。引导学生思考美好家园应如何构造，如何守护，动笔写出自己的维护法则。

教师引导学生以"生态之家"为主题展开绘画创作，引导学生在自主创作过程中发挥想象力和创造力，同伴共绘心中的绿色家园。在创作的过程中感受支持与安全感，共建未来的希望。

由教师提供A3白纸、彩笔等工具。

3.3.2 活动分享

小组代表向全班介绍本组作品，由全班评比最有特色的作品，评比要求是作品规划、构思科学，绿色、人与自然和谐主题突出，实践性突出。

教师点评并引导学生集体绘画，引导学生认识"地球是人类的家园，也是自然、动植物的家园，人类需要尊重它们的生存权，人与自然需要和平共处"。人与人之间也要建立"尊重他人，爱护自己"的社会相处原则，营造生命平等，和谐共处的自然、人文家园，绿色生态家园。

古语云，"修身齐家治国平天下"，时间允许可引导学生制定班规，并将班规上墙，统一遵守试行，同时培养学生的"尊重彼此，合作共赢"的生态理念。

3.3.3 课堂任务单

生 态 之 家

请写下你心目中的"生态之家"是什么样子：

维护法则：

3.4 仪式性结束

让小组组成"同心圆"手势，小组成员伸出右手握拳竖大拇指，依次将手相连，组成圆形，教师带领同学共念绿色家园法则，在音乐《我爱我的家》歌曲中结束主题。让学生培植自然、人文和谐生态家园理念，鼓励学生用学识、理想为共建美好理想家园而努力。

同时告知本次活动是重大公共卫生事件后心理辅导课程最后一课，做好分离和结束的处理。

4. 课堂延伸

4.1 课后作业

了解新加坡的花园城市，感受自然与人共处的美好与舒适！

推荐观看纪录片《我们的动物邻居》，学习如何敬畏生命，如何与动物邻居和平相处。

4.2 课后任务单

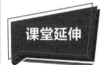

课堂延伸

素材 1： 新加坡素有"花园城市"之称，你知道这个名称是怎么来的吗？去搜索一下吧。

素材 2： 推荐观看纪录片《我们的动物邻居》，学习如何敬畏生命，如何与动物邻居和平相处。

与家人、同学交流一下你看了以上素材的感受，并将它记录在下面。

致　谢

正值鼠年春节，疫情突发，蔓延全国。大年初三，我匆匆回京，在中国心理学会和中国科学院心理研究所的支持下，发起并负责"抗击疫情安心行动"项目。自2008年我第一次带队开展灾后心理援助起，我们的团队已经历了地震、特大泥石流、重大安全事故等十几次重大突发事件后的心理援助和危机干预工作。每场灾难都有惨烈与悲伤的记忆定格，也有至善与大爱的情绪流转。而每次灾难中，儿童往往是最易受到心理创伤的群体之一。由于他们的心智、语言发展还未成熟，在暴露于灾难情境时，成人很难去觉察或真正地去理解儿童所受到的深层影响。因此，每场灾难中，我都不由自主地将儿童的心理援助和危机干预放到优先的位置。除了专业上的考虑，或许更多原因在于我是一名孩子的父亲，也是一名曾经带着一群农村儿童的校长。这次疫情非同一般自然灾难，它是一场全社会系统性危机，受其影响的家庭与儿童非常广泛。正当我考虑如何为受疫情影响的儿童做点什么时，北京出版集团《父母必读》杂志主编恽梅发来微信，询问是否有针对受疫情影响儿童的心理读物。我脑海中第一个闪出的便是疫情解除后学生返校的心理辅导。这是我们团队历次灾难中开展灾后儿童心理援助必要的功课，也是在灾后关键时间点处理儿童心理创伤和促进儿童心理成长有效而简易的方法。多年来，我一直期待有朝一日它能出版，让更多的老师们关注灾难后的儿童心理辅导。因此，我们一拍即合，恽梅迅速组织了出版工作团队，配合我们团队梳理、撰写和设计。而在开始实际工作时，我才发现时间异常紧迫、工作量远超预期，但两个团队高度的热情投入和专业的工作态度，让出版工作进行得很顺利。

感谢唐洪博士对本书文字所进行的各项统筹工作。20年来，她对儿童教育的倾情投入，始终保持严谨的工作风格，为本书的出版提供了有力的支持。

本书编写组成员包括王蔺、孙小妹、于洋、李晓景、程锦、付琳、安媛媛、邢绮悦和白云阁，几位编写者虽工作在不同的地方，但是都与灾后心理援助研究与实践深深相连。王蔺是2008年汶川大地震后我们团队的第一批志愿者，在这12年中，她一直专注于"灾后第一课"课程的相关工作，并在历次灾难救援中，坚持开展这项工作，为这本书积累了第一手资料和基本的蓝本。我欣慰地看到, 她由一名大学生志愿者, 已成长为一名优秀的灾后心理辅导老师, 并顺利地在课题组完成了硕士研究生的训练。

在此特别感谢发展中国家科学院院士、中国科学院心理研究所研究员张侃老师, 北京师范大学心理学院方晓义教授, 北京大学心理与认知科学学院苏彦捷教授, 清华大学心理学系樊富珉教授, 华中师范大学心理学院江光荣教授。他们在第一时间就接受了我的邀请, 担任本书的编委会成员。他们都是我的前辈, 在历次灾难救援中都有他们的身影陪伴, 亦有他们亲切而睿智的指导。

最后, 感谢北京出版集团父母必读杂志社的段冬梅、刘国平、刘超、原丽等为本书提供专业编审及设计的老师们, 感谢来自一线教学和临床工作的卢美桢、穆琳、樊丽芳、陈海燕、孙婷然、柳坤等各位老师, 你们幕后默默的工作, 拉近了本书与学生们的距离。疫情影响的"冬日"终会过去, 天会暖起来, 生命之花仍旧绽放, 大地上会多了"逆行者"丰碑, 多了无数的同行者。感谢大家一起同行!

附　录

心理援助公益资源

全国心理援助热线查询

网页入口：http://www.gov.cn/fuwu/2020-02/05/content_5474792.htm

网络短程心理援助平台

　　该平台由中国科学院心理研究所、中国心理学会联合中国社会工作联合会等多家学术机构，依托支付宝公益基金会和阿里健康线上平台，为全国受疫情影响的居民提供免费的、一对一、每次半个小时至1个小时的短程心理援助。

　　进入方式：

　　1.进入支付宝App，搜索"心理援助"

　　2.支付宝扫码进入

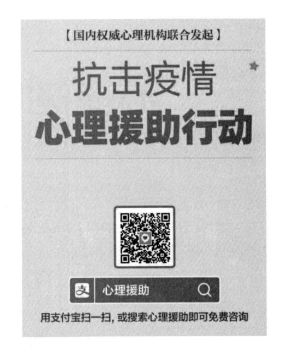

安心自助训练营

　　该系统由中国科学院心理研究所心理创伤研究与心理援助课题组研发，面向全国受疫情影响的人群，提供线上7天自助式心理干预，旨在指导公众在有限的环境中增进人际链接，增加社会支持。"安心自助训练营"系列是基于世界卫生组织的心理危机干预和心理健康服务课程，并结合我国心理援助与危机干预实践来进行研发的。

　　进入方式：

　　1.进入微信，搜索公众号"杏仁核服务号"，点击其中的"自助安心"进入

　　2.微信扫码进入

爱她心坊

　　该平台由北京中科心理援助中心和百度公益联合研发，升级原有的针对女性心理健康的"爱她心坊"小程序，增加疫情后自助心理健康评估（聚焦疫情后心理创伤、焦虑、抑郁和应激等情绪）、自助情绪调节系列小游戏和21天自助课程。

　　进入方式：

　　1.进入百度App，搜索"爱她心坊"

　　2.百度App扫码进入

知心自评系统——映像筑

　　该系统由中国科学院心理研究所心理创伤研究与心理援助课题组研发，提供全方位的个人心理健康状况的测评及适宜的心理健康服务，包括焦虑、抑郁、强迫倾向和睡眠的测量，以及应对这些问题的行为认知疗法介绍（包括阅读、自我引导技术和多媒体引导等）。

　　进入方式：

　　1.网页：http://114.116.215.221/users/register_hw

　　2.微信扫码进入